臓器移植と仲間たち

高木 弘

はじめに

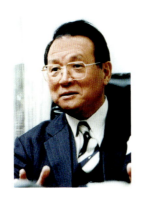

　臓器移植は，私の生涯の仕事において大きな部分を占めてきた。色々な機会にめぐり会い，数多くの人々のお世話になり，心から感謝している。

　数年前に，日本医学館の雑誌「今日の移植」からエッセイを書いてくれとの依頼があった。この雑誌には，それまでに色々なことでお世話になっていた。それで2回目にお話があったとき，シリーズで書かせてくれと申し入れたら快諾され，タイトルも日本医学館社長の菊沢俊明氏が「臓器移植と仲間たち」と名付けてくれ，熱心に編集していただき，4回までは順調に出版された。あと3回分は送ってあった。

　ところが，菊沢社長が病気になり，出版が中断されてしまった。もともとシリーズが終わったら，まとめて本にしようと約束していた。

　話題は，その時々の世の中の動きと少しでも関連あるもので，読者の関心を集めたいと選んでいた。

　臓器移植に関する新しい出版物は次々に世に出てくる。私の関係したことが，忘れ去られるのは仕方がないと思うが，都合よく曲げて伝えられることは気分が悪いし，お世話になった故人に申し訳ないと思う次第である。

　この度，その昔お世話になった守山　惇社長の国際医学出版から「臓器移植と仲間たち」として，この本になった。

　話の進行として重複する部分があり，個人名も出てくるが，ここに書いてあることは単なる裏話として片付けられるものではなく，私の体験した真実であり，これでも相当に遠慮して書いたつもりである。

　ものごとの進行と結果としての決まり方，人とのかかわり，特に外国著名人との付き合い等につき，参考にしていただければ幸いである。

　　　　　　　　　　　　　　　　　　　　　　　　　　　高木　弘

目次

はじめに

1 タクロリムス（FK506）との関わり ──────── 1
　臓器移植／免疫抑制剤をめぐる最前線の群像

2 わが国における移植コーディネーターの始まり ──────── 7
　臓器移植の社会システムはいかにして形成されたか

3 わが国における異種移植研究会の始まり ──────── 11
　国際異種移植学会の名古屋開催はいかにして実現したか

4 生体腎移植第1例の実施に向かって ──────── 19
　デンバーで得た苗からいかにして愛知県で収穫を得たか

5 死体腎移植第1例の実施に向かって ──────── 27
　稀な Nail-Patella 症候群患者の緊急脳死下腎移植

6 Dr. Rapaport と Dr. Starzl ──────── 33
　二人の偉大なドクターの素顔

7 Dr. Starzl とステロイド ──────── 39
　「臓器移植の父」の豊かな才能・感性

8 Dr. Gerald P. Murphy と Dr. George E. Moore ──────── 45
　スーパー外科医たちとの時空を超えた交流

9 国際移植学会日本人 Council 第1号 ──────── 51
　世界的な移植学会はこのようにして運営されている

10 地方腎移植センター第1号 ──────── 55
　愛知県腎移植体制の形成～名古屋第二赤十字病院を軸として振り返る

11 第11回腎移植臨床検討会を開催して ──────── 61
　現・日本臨床腎移植学会の旧名称時のスタイルを振り返る

12 第6回 ISOS を名古屋で開催 ──────── 63
　内外の臓器移植コーディネーター・臓器バンク関連の学会事情

13 OKT3 に関係して ──────── 67
　この生物製剤の先駆に関わった人々との旅路から

14 透析患者の外科手術 ──────── 71
　腎性副甲状腺手術の理論・実践方法・効果について

15 シクロスポリンに思い込みを続けて ──────── 77
　この画期的な免疫抑制薬の日本導入をめぐる群像

16 シクロスポリン血中濃度測定研究会 ──────── 83
　立ち上げからファイナルに至る30年の取り組みを駆け足で振り返る

17 Dr. Starzl の死を悼む ──────── 89
　... when we were young and strong

あとがき ──────── 93
索引 ──────── 94
筆者経歴 ──────── 98

1 タクロリムス（FK506）との関わり

臓器移植／免疫抑制剤をめぐる最前線の群像

1986年（昭和61年）8月にヘルシンキで開催された第11回国際移植学会は，私にとって特別のものであった。

この年は，愛知県がんセンター病院から名古屋大学第二外科教授に就任した翌年であり，その年の9月には名古屋で初めて日本移植学会（第22回）が開催されるところであった。同学会の会長は名古屋大学附属病院の分院血液内科の山田一正教授であり，私は副会長としてプログラムを任されていた。また私は，同時に開催される第4回肝移植研究会と第9回膵移植談話会（現 日本膵・膵島移植研究会の前身）の当番世話人にもなっており，特別講演にはDr. Thomas E. Starzl（外科医；当時ピッツバーグ大学教授）[1]とDr. Fritz Bach（外科医：当時ミネソタ大学教授）が名古屋に来ることになっていた。また，この年の2月に保険収載されて市場流通が始まっていたシクロスポリン[2]が，一般的な話題として色褪せていない頃でもあった。このシクロスポリンに関して言えば，私たちは4年前の1982年10月にわが国で第3グループとしてその臨床使用を開始し，翌年の11月には私たち名古屋の施設グループを含めて，わが国で5グループ[3]だけに限定した臨床治験が開始したという経緯がある。私は，5グループから外れたグループから「マフィア」とも呼ばれて反感を買っていたが，発売前に，広島や仙台などにシクロスポリンについての臨床経験を説明する役を買って出てもいた。

ヘルシンキの国際移植学会組織委員会の責任者Dr. Pekka Häyryからは，特に私に日本からの演題をたくさん出すようにとの依頼があった。実際，多数の演題がわが国から採用され，私は一般演題の座長に初めて指名されていた。

要するにさまざまなことが重なった年であったが，私自身は意気洋々としてヘルシンキに乗り込んだ。

第11回国際移植学会（ヘルシンキ）での驚きと不安

国際移植学会の会場には世界中の移植界の錚々たる顔ぶれがそろっていた。FK506について，千葉大学第二外科 落合武徳講師（当時）が15分間の一般演題として発表した。落合講師の発表内容は，それまでの藤沢薬品工業の持つすべてのデータが濃縮されたもので，まことに立派なものであった。つまり，FK506[4]はシクロスポリンの1/100の量で同じ効果があるというもので，$in\ vitro$，マウス皮膚移植，ラットの心移植の成績がそれぞれ示された。

私はそのとき会場の中央部の席にいたが，スライドにFK506の構造式が出ると，「マクロライドではないか」そして「なんだ，うちのラパマイシンにそっくりではないか」という声が聞こえて，彼らの知識の深さに驚いた。当時サンド社でシクロスポリン担当であった浅川一雄氏は

シクロスポリン　　　　　　　タクロリムス（FK506）

最前列に席をとり，構造式のスライドを写真に撮り，ただちにスイス本社に送っていたとのことであった。

　発表は大きな拍手で終った。しかし，その次の瞬間，Dr. Roy Calne（外科医；当時ケンブリッジ大学教授）[5]が立ち上がって前方に歩きながら，「私はこの薬を使用したことがある。イヌの実験では血管炎を起こし，腸重積になり死亡してしまうので，使いものにならない」と突然宣言したのであった。私は驚くとともに不安になった。その直後，案の定，恩師になる Dr. Thomas E. Starzl の部屋に呼びつけられた。そして，「お前は大馬鹿者か。日本で開発された FK506 が私のライバルである Dr. Roy Calne に先に渡るのか。教授になったというのにまったく期待はずれだ」と一方的に叱られた。私は「来月名古屋に来てもらうときには，必ず FK506 を手にしてもらうように努力しますから」と平謝りして退室したことを覚えている。

　学会が終了して名古屋に帰り，藤沢薬品工業の名古屋支店長に事の次第を話して尋ねたが，彼はこの経緯をまったく知らされておらず，「本社に問い合わせる」との話であった。そして 8 月 22 日，本社から西山道久氏が私の部屋に説明にあらわれた。

　要するに，藤沢薬品工業は英国の製薬会社ファイソンズと新薬の共同開発契約を結んでいた。そのファイソンズのもとに Dr. Roy Calne が関連があり苦労することなく FK506 を入手していた。私は，来月名古屋に来る Dr. Starzl に FK506 を渡せるようにしてほしいと頼んだ。西山氏は了解して帰った。しかし，その後ファイソンズが反対しているとのことで，藤沢薬品工業と Dr. Starzl との会談は難しいとの情報が入った。私は Dr. Starzl の業績と熱意を説明し，FK506 を開発する上で彼は重要だと藤沢薬品工業を説得した。明らかに Dr. Roy Calne が反対しているからだと感じた。

移植手術の研究のみならず免疫抑制法開発にも優れた Dr. Starzl

Dr. Starzl は，移植手術そのものも当然研究したが，免疫抑制法にも特

に関心が強く，それまでに千葉大学から留学していた岩崎洋治先生が関与した抗リンパ球血清もつくって臨床使用した．私が米国留学時代の4年目にDr. Starzlのもとでお世話になった1969年7月からの1年間には，胸腺全摘出術を腎移植患者の術前に20例以上行なっていた．また，異種移植[6]の第2例目の準備として，動物実験施設でイヌ―ブタ間の移植を精力的に手がけた．私が帰国した後，Dr. Starzlはデンバーで外科主任教授になり，胸管ドレナージを腎移植患者の術前に行なった．シクロスポリンの入手ではDr. Roy Calneが先行したが，Dr. Starzlはステロイドの併用でシクロスポリン投与量を減じて，安定した免疫抑制法を開発してみせた．

FK506については，結局，藤沢薬品工業の幹部が英国に行き，ファイソンズとの契約を破棄したとの連絡を受けて，9月26日早朝，滞在中のホテルナゴヤキャッスル（現・ウェスティン・ナゴヤキャッスル）のレストラン"クラウン"の個室でDr. Starzlと藤沢薬品工業との会談が開催された．藤沢薬品工業側から，後に社長になった青木初夫氏や西山道久氏を含め4～5名が出席した．

会談に入る前に藤沢薬品工業側から，Dr. Starzlがロイヤリティ（成功報酬）を求めるかどうか聞いてくれと言われた．Dr. Starzlの返答は"Of course not. It is unethical"というものであった．そして会談が始まると藤沢薬品工業側の説明者に「君は英語が上手だ」と言い，彼が「NIH（米国国立衛生研究所）に行っていた」と上司の名前を言うと，Dr. Starzlは「彼なら親友で，近く会うことになっているから，よろしく伝えるよ」と，なごやかな雰囲気で話は終了した．在庫のすべてという400mgのFK506を入手することになった．

そして，その夜（第4回肝移植研究会の前日），Dr. Starzlの還暦祝いとして赤の帽子とちゃんちゃんこを着せて，Dr. Starzlを囲む会を開催した．全国から世話になった移植医が集まり，彼はご機嫌であり，私もほっとした．

動物実験・臨床治験が始まり，米国マスコミもFK506に注目

藤沢薬品はFK506の増産に努力し，Dr. Starzlはピッツバーグで精力的に動物実験を開始した．心移植を中心としたラットは村瀬紀子先生（名古屋大学医学部卒，第一外科出身），大動物は藤堂　省先生（九州大学医学部卒，第一外科出身，その後北海道大学第一外科教授）が中心になっていた．そして楽観的な成績が蓄積されていった．

しかし，翌年になり，スウェーデンのイエテボリ市で開催される第3回ヨーロッパ移植学会（ESOT）にDr. Roy Calneのケンブリッジから FK506に否定的な成績が発表されることがわかった．すでに演題提出

の締切りも過ぎていた。このままではFK506が消滅してしまいかねない。そこで，急遽前日に"FK506サテライト・シンポジウム"を開催するという手を打った。これは満員の聴衆を得て大成功を収めた。

それに気を良くしたからか，サンド社のDr. Erik Wiskottはバイキングゆかりのイエテボリは自身の出身地だといって私とDr. Starzlを連れて街を案内してくれた。

その後，1989年（平成元年）2月，厳しい倫理委員会を通り，肝移植後3度の拒絶反応が起きた患者に，シクロスポリンからFK506に切り替えるという手法で臨床治験が始まり，成功例を積み重ねていった。私が訪れてDr. Starzlの移植外来を見学したとき，FK506に変更した肝移植患者に，アンケート用紙を片手にもって面接し，肝機能がよくなっていることを説明して，アンケートの結果を訂正していく彼の熱心さには感銘を受けた。

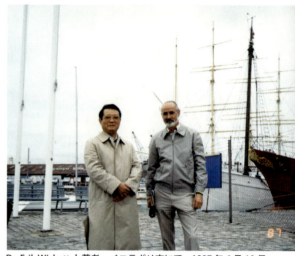

Dr. Erik Wiskottと著者．イエテボリ市にて，1987年6月10日

FK506の有用性については，The New York Times紙の一面に大きく掲載されたそうだが，私はThe New York Times Magazine誌に載った"The Drug That Works in Pittsburgh"というタイトルの記事の第1頁をスライドにして大切にしている。また，FK506とDr. Starzlの成功例のことはわが国の文藝春秋誌にも大きくとり上げられた。

タクロリムス/プログラフ誕生

わが国でもFK506の臨床治験が腎移植で始まり，私たちも加わった。総括責任者は藤沢薬品工業本社に近いからと，大阪大学 園田孝夫先生に決まった。ピッツバーグの仲間からは私が責任者になると期待されていたようである。

最初，FK506はシクロスポリンと併用可能と考えられていたが，研究の結果，カルシニューリン・インヒビター（CNI）としてまったく同じ一点に作用することがわかり，本当のライバルとなったわけである。

1991年（平成3年）8月，"FK506第1回国際会議"がピッツバーグで開催された。近くに席をとっていたDr. Roy Calneが私に藤沢薬品工業社長はどこにいると尋ねるので，温厚な藤山朗社長を紹介したことを覚えている。

藤沢薬品工業はその昔，抗生物質としてセファメジン（商品名）を開発した。これは優秀な薬で現在でも使用されており，海外向けにバルク（原沫）として販売していなかったら実際の2〜3倍の利益を出してい

The Drug That Works in Pittsburgh

Mail to Dr. H. TANAKA

With FK-506, transplant specialist Thomas Starzl is raising hopes and hackles.

BY BARRY WERTH

DRESSED IN A RED TURTLENECK WITH TWO pens stuck in the collar, Dr. Thomas Starzl strides through the mobbed liver transplant clinic at the University of Pittsburgh Medical Center. Graying, six feet tall and thin on the verge of being gaunt, Starzl, predominantly a surgeon, is best known as perhaps the world's leading transplant pioneer, and the man who has built Pittsburgh into the largest, busiest, most successful organ transplant center in the world.

Now 64 years old, Starzl is spearheading the use of an extraordinary new drug, FK-506, a highly specific immunosuppressant that prevents patients from rejecting transplanted tissue. Nineteen months ago, despite a controversy over whether the drug was too toxic to give to humans, Starzl won Federal approval to begin its first clinical trials. Since then, he has fought to give it to as many patients as he can, and there is no question that his aggressiveness has helped the drug's early progress. But it is equally true that by refusing to go slowly — until recently he declined to submit to trials whereby FK-506 can be compared with other drugs — he has risked the drug's credibility with those whose approval is most critical: other transplanters and the all-powerful Food and Drug Administration. On this day, nearly all the patients he's visiting are taking FK-506, but no one is taking it anywhere else.

"You look outstanding!" Starzl gushes to a woman in her mid-40's whose exposed torso bears the signature scar of the liver graft recipient: a crosshatched, inverted T from sternum to navel and hip to hip. The woman admits to being slightly nauseated, but otherwise feels fine.

To compensate for the need for potent immunosuppressants, transplant patients generally must take up to a dozen other drugs, many of them extremely powerful and toxic in their own right. But FK-506 apparently works so precisely that five months after surgery, the woman is off perhaps the most dangerous of those — steroids — and Starzl is canceling others.

"That's our objective," he tells her. "To liberate you from us."

Chewing Nicorette through gritted teeth, Starzl has a Midwesterner's casual intensity. Unerringly respectful toward patients, he is most often described by those who work for him as "volatile." This summer, shortly after the interviews for this article were completed, he defied his own doctor and risked a heart attack in order to pursue his work on FK-506, eventually undergoing a bypass operation.

Starzl has always been driven. Transplantation, more than other medical specialties, is defined by its heresies, and Starzl's have consistently been bolder than those of anyone else. Twenty-seven years ago, he performed the first human liver transplant. In 1984, during a grueling 16-hour operation, he replaced both the heart and liver of a 6-year-old girl, Stormie Jones, who within two weeks was skipping around the hospital and is still alive. He has transplanted more organs — in more various and daring combinations — than any other surgeon.

Yet heroic as it is, surgery is no longer the main challenge in transplantation. With surgical techniques well established, the goal has turned to extending and improving patients' lives, and transplanters have had to become clinical immunologists as well. Thus Starzl's highly prized attachment to FK-506. Nothing has ever seemed to manage the risk of organ rejection so exquisitely.

FK-506 is manufactured by its discoverer, Fujisawa Pharmaceutical Company of Japan. But in an unusual set of circumstances, Starzl and his team of researchers and surgeons have had the drug almost exclusively through four years of preclinical and clinical testing. Without them, the drug would undoubtedly have been shelved.

"Starzl's a giant; I'll be surprised if he doesn't win a Nobel Prize," says Dr. Ronald Busuttil, chief of liver transplantation at the University of California at Los Angeles. "But the joke has already gone around: 'FK-506? It's a unique drug. It only works in Pittsburgh.' The world needs and deserves a clinically examined, multicenter randomized trial testing of this drug. The F.D.A. is never going to approve it without one."

Gregory Burke, acting head of the F.D.A.'s division of oncology and pulmonary drug products, confirms that further study is necessary. Because Starzl was in control of the earliest testing of FK-506, he has been in continued contact with Burke, whose department is steering FK-506 through its regulatory course. "There has been a lot of concern here that with a drug that has this kind of promise that the investigation not get out of control," Burke says, "with too many patients taking it for too many indications, so *(Continued on Page 58)*

Barry Werth, a writer in Northampton, Mass., is at work on a book about the pharmaceutical industry.

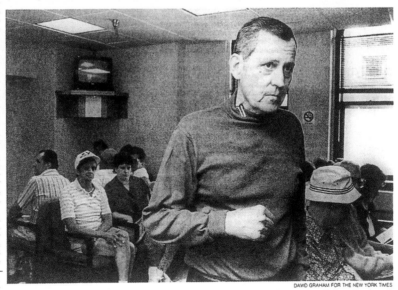

At the University of Pittsburgh Medical Center, Dr. Starzl is at odds with his own hospital's review board.

The New York Times Magazine 誌に載った Dr. Starzl と FK506

たと言われる。それもあり FK506 は独自に海外販売を展開した。

それにしても，初期の動物実験が落合先生と限られた人のみによって内密に行われ，岩崎洋治先生など千葉大学第二外科の移植仲間が関与していなかったことや，最初の発表がヘルシンキの国際学会だったのは不可解なところがある。

いずれにしても，わが国で開発された FK506 が，臓器移植の免疫抑制剤として世界で使用されていることは喜ばしいことである。Dr. Starzl の貢献は大きいし，私はその橋渡しをしたことになる。

【注記】
1) Dr. Thomas E. Starzl：Thomas Earl Starzl，米国の外科医。日本で Starzl の読み・表記は「スターツル」が一般的。1963 年に肝臓移植を実施して以来，臓器移植の発展に多大な貢献をし，「臓器移植の父」と呼ばれる。私は 60 年代に 1 年間 Dr. Starzl に師事し，その後も人生の様々な局面で出会い，教えられた。惜しくも，1926 年 3 月 11 日生まれ，2017 年 3 月 4 日死去。本書ではたびたび登場していただいている。
2) シクロスポリン：Ciclosporin, Cyclosporine, Ciclosporin A, Cyclosporine A 等の表記がなされている。臓器移植による拒絶反応の抑制や自己免疫疾患の治療に使用される薬剤のこと。1969 年にノルウェーの土壌から分離された *Tolypocladium inflatum* と *Cylindrocarpon lucidum* からの代謝産物である。米国で 1983 年に承認された。日本では 1985 年 11 月にサンディミュン（商品名）が，その後マイクロエマルジョン前濃縮物製剤としたネオーラル（商品名）が 2000 年 3 月に承認された。わが国で 1982 年頃までは腎移植における免疫抑制剤として，アザチオプリン（p9 注記参照），ステロイドホルモン剤（p17 注記参照），抗リンパ球血清の三者併用が主体であった。（16に詳述）
3) 京都府立医科大学，千葉・筑波大学グループ，名古屋グループ，東京女子医科大学，大阪大学。1983 年（昭和 58 年），これら 5 グループにより「シクロスポリン研究会」が発足した。（15参照）
4) FK506：臓器移植または骨髄移植を行った患者の拒絶反応を抑制する薬剤，タクロリムス（tacrolimus）開発コードナンバーのこと。1984 年，藤沢薬品工業（現・アステラス製薬）の研究により筑波山の土壌細菌より分離され，1993 年 5 月に肝臓移植時の拒絶反応抑制剤として認可され，後に腎臓，肺，骨髄などの移植に用いられた。さらにアトピー性皮膚炎，重症筋無力症，関節リウマチ，ループス腎炎へも適応が拡大された。商品名：プログラフ，グラセプター，プロトピック。
5) Dr. Roy Calne：Roy Yorke Calne，英国の外科医。Dr. Starzl と同様，臓器移植の発展に多大な貢献を成した。1930 年 12 月 30 日生まれ。この当時はケンブリッジ大学教授。現在，同大学名誉教授。1986 年に爵位（Knight）を授与された。
6) 異種移植：一般的には，異なる種の生物間で臓器や細胞を移植することをいう。本書では，動物の臓器をヒトに移植すること。移植後に生じる拒絶反応を抑える研究が続けられている。（3に詳述）

2 わが国における移植コーディネーターの始まり

臓器移植の社会システムはいかにして形成されたか

1972年（昭和47年）6月15日に愛知県がんセンター病院で私たちは生体腎移植を実施し，生着に成功した（このときの免疫抑制剤はアザチオプリン[1]であった）。これは中部地方で最初の成功例となり，愛知県がんセンター病院では以後2ヵ月に1例のペースで症例を増やしていった。10例まで1年以上生着し，全国から注目された。そして1974年（昭和49年）6月に，脳死の母親を提供者とする緊急死体腎移植が持ち上がった（5参照）。しかし愛知県がんセンター病院では体制上無理とわかり，衆済会増子病院（現・衆済会増子記念病院）で実施することになった。こうした推移の中で，死体腎移植の時代が遠くないことを感じていた私は，翌1975年名古屋第二赤十字病院で移植のプログラムを開始していただくことになった。

移植コーディネーター Mr. Paul Taylor を学会に招聘

1982年（昭和57年），当時新たな免疫抑制剤として臨床実験が進められていたシクロスポリンを使用開始し（15参照），移植の成績が画期的に向上した。特に，生体腎移植と死体献腎移植の差が縮まり，わが国においても死後臓器提供の運動を高める必要が大きくなった。そのようなとき，欧米から移植コーディネーター[2]の存在が伝えられた。そして私が学会で米国に行ったとき，ちょうど飛行機内で手にした雑誌の表紙に移植コーディネーターの顔写真が大きく掲載されていて感銘を受けた。

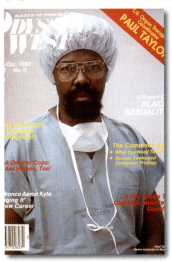

Mr. Paul Taylor

帰国後，第18回腎移植臨床検討会の世話人である東北大学第二外科の故・田口喜雄先生にお願いして，移植コーディネーターを特別講演にと頼んだ。「任せる」と言われたので，Mr. Paul Taylor を呼ぶことにした。彼はその昔，コロラド州デンバーで肝移植のDr. T. E. Starzl の下で働いていた人物であり，私も大変世話になっていた。その後，移植コーディネーターとなり活躍していたのである。彼は喜んで来日し，秋保温泉での学会だけでなく，名古屋，広島など全国各地で移植コーディネーターの役割とその重要性を強調してくれ，最後には旧厚生省で講演し，国会議員も聴きに来てくれたほどであった。

移植コーディネーター談話会の発足・推進

1985年（昭和60年）に名古屋大学第二外科に移った私は，1978年（昭和53年）8月に地方腎移植センターの第1号として国から認定を受け

ていた名古屋第二赤十字病院に依頼して，全国に先駆けて移植コーディネーターを採用してもらった．私の教室でアルバイトをしていた加藤　治君（当時名古屋工業大学）が卒業する際のことであった．

1987年1月には第1回移植コーディネーター談話会を設立し，名古屋第二赤十字病院で開催した．特別講演として名古屋大学医学部法医学科の勝又義直教授に発表をお願いした．

好評を得て談話会の第2回を翌1988年2月に開催し，特別講演にユーロトランスプラント（Eurotransplant: ET）のDr. Guido G. Persijnを招聘した．1989年（昭和62年）4月には第3回を開催し，UNOS（United Network for Organ Sharing）の事務局長Mr. Gene A. Pierceと，実際に臓器移植コーディネーターとして活躍しておられたMrs. Barbara Shulmanに特別講演をお願いした．

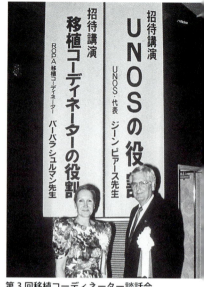

第3回移植コーディネーター談話会
左：Mrs. Barbara Shulman
右：Mr. Gene A. Pierce

移植コーディネーター談話会は会を重ねるごとに盛会になっていった．

臓器移植推進員の増加が加速化

死体腎移植を増加させるために，旧厚生省は次々に地方腎移植センターを設置して活動を開始したが，死体腎移植は期待通りには増加しなかった．それでも移植コーディネーターがいる地方に死体腎提供が多いという傾向が表れていた．

政府は1990年（平成2年），19名の腎移植推進員（移植コーディネーター）の人件費を予算化し，名古屋第二赤十字病院にも配分されることになった．死体腎移植患者の大塚雅喜君にお願いして，移植コーディネーターとして就職してもらったりした．その年の9月に，南伊豆休暇村で腎移植推進員研修会が開催された．さらに，翌年の1991年には，10名分の人件費が追加して予算化された．そして第2回腎移植推進員研修会が東京の恵比寿会館で開かれ，その際に日本移植コーディネーター協議会（JATCO）の設立会合がもたれた．そして，1992年（平成4年）1月には，JATCOの第1回研修会が大阪で開催された．

日本初の"移植コーディネーターハンドブック"誕生

私はその後，バージニア州リッチモンドの郊外にあるUNOSの本部を訪問した．全米各地の臓器移植を動かしているこの立派な組織に目を見張った．その夜はMr. Gene A. Pierceの自宅に泊めてもらう歓待を受けた．リッチモンドへは，その昔，Dr. David Hume[3]が存命の1968年に訪れたことがあった．Dr. Hume自身がバージニア医科大学附属病

院の移植病棟を案内してくれたし，Dr. H. M. Lee[4]の家に家族とともに招待されたのを昨日のことのように覚えている。懐しい街である。

　Mr. Gene A. Pierce の退官パーティには礼服（black tie）で出席するように言われた。Dr. Thomas E. Starzl, Dr. Felix Rapaport[5] ら多数が出席し，南北戦争時代の南軍の服装をした軍楽隊に守られて主人公が入場した。

　また，その頃出版された UNOS の "Organ Procurement Cordinator's Hand Book" には感銘を受けた。

　そして日本でも，東海大学移植学助教授　平賀聖悟，名古屋第二赤十字病院移植コーディネーター　加藤　治，東京医科大学八王子医療センター主任移植コーディネーター　玉置　勲の各氏らの協力を得て申請し，旧厚生省から「臓器移植の社会システムに関する研究班」の許可を獲得

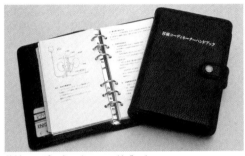

移植コーディネーターハンドブック

し，その研究費をもとに 1993 年（平成 5 年）1 月，わが国における初の立派な "移植コーディネーターハンドブック" の製作に至り，全国の臓器移植の関係者に配布することができた。

　その後，わが国のネットワーク組織が設立されて，ドナーコーディネーターがその組織に配属された。新しくレシピエントコーディネーター組織も導入され各移植病院で活躍している。しかし，長い間の脳死問題[6]のトンネルは重くのしかかったし，脳死・献腎臓器提供者の数は減少傾向にあり，決して増加していないのである。隣国の韓国では増加しているとの情報もあり，わが国においても，今後もさまざまな努力がなされることを期待する。

【注記】
1) アザチオプリン：1962 年バローズ・ウェルカム研究所にてジョージ・ヒッチングスとガートルード・エリオンにより開発された免疫抑制剤。日本での商品名はイムラン，アザニン。
2) 移植コーディネーター：移植医療において提供者（ドナー）と移植者（レシピエント）を調整する人のこと。
3) Dr. David Hume：米国の外科医，1917 〜 73。当時バージニア医科大学教授。
4) Dr. H. M. Lee：上記 Dr. David Hume の薫陶を受けた米国の外科医，1926 〜 2013。当時バージニア医科大学教授。
5) 米国の外科医。（6 に詳述）
6) 脳死問題：1997 年 10 月に脳死後の臓器提供を可能にする「臓器の移植に関する法律」（いわゆる臓器移植法）が施行されたが（p.60 注記 1 参照），同法は，脳死後に臓器を提供する場合，本人の書面による意思表示を必須とするなど厳格な規定があった。その後 2009 年に改定され（いわゆる改正臓器移植法），死亡した者が臓器移植の意思を生前に書面で表示していて，遺族が拒まない場合に限り，「脳死した者の身体」を「死体」に含むとしてその臓器を摘出できると規定する。しかし，臓器移植法の制定以前から続いていた脳死判定等に対する批判的な議論は現在も続いている。

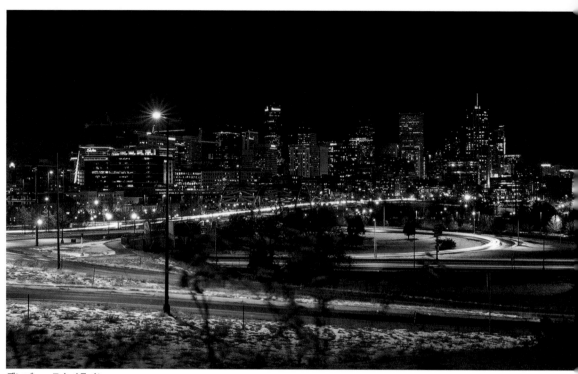
デンバー，スカイライン

3 わが国における異種移植研究会の始まり
国際異種移植学会の名古屋開催はいかにして実現したか

1969年（昭和44年）7月，私は4年の米国留学の最後の1年をコロラド州デンバーで開始した。まだ40代前半と若いが，移植50例，肝移植10例，そしてチンパンジーから同所性肝移植1例という業績を有するDr. Thomas E. Starzlのもとで臨床医として修業した。

濃密だったデンバーのDr. Starzlのもとでの経験

米国小児外科講師Dr. John Lilly，英国から来ていたDr. Geoffrey R. Giles（後にLeeds大学外科教授になった）と私の3人がチームになり，移植病棟の担当責任者となった。当時，Dr. Starzlが第2例目のチンパンジーからヒトへの異種移植を考えていたので，われわれは時間をつくっては動物実験施設に行って，イヌとブタの間の移植手術をしていたわけである。ブタの腎臓をイヌに移植する場合，まず第一の腎臓は超急性に拒絶されるが，2～20分間機能する。そして同一のブタの残りの腎臓をつづけて移植すると32～68分生着して尿を出す，という実験であった。逆にイヌからブタの移植も行った。こうした実験は，自然抗体の吸収実験でヘパリンを使用するとどうなるかを調べる目的で行われており，Dr. G. R. Gilesを筆頭著者にして論文になっている[1]。

異種移植を受ける予定の患者は小児で，私が受持医になった。この子は一般病棟に入院していたので，当然Dr. Starzlがその費用を支払うことになるが，「外泊はよいが退院させないように」と私は強く命令されていたので不思議に思っていた。しかし，後になって実際に論文を見たときにすぐに了解した。これだけ長く人の肝臓を待ったのに適切なドナーがあらわれず，やむなく異種移植に踏み切ったというものであった。実際の手術には興奮しつつ助手を務めた。吸収臓器には両側の腎臓と脾臓が使用された後，肝臓移植が行われた。アザチオプリン，プレドニゾロン[2]などの免疫抑制剤が併用されたが，第1例目の生存記録を超えることはなかった。

デンバーでの1年は格別に濃密な人生経験を積んだ機会であったという思いが今も強い。

事実，帰国してからの私は，愛知県がんセンター病院，衆済会増子記念病院，名古屋第二赤十字病院と拡大して生体・死体腎移植の症例を重ねてきたが，いつも異種移植のことが頭に残っていた。また腎移植の趨勢としても，遺伝子操作で改変したブタをドナーとすることが論文で見られるようになっていった。さらに，1991年8月末ミネアポリスで第1回国際異種移植学会が開催されることになり，私は迷うことなく出席した。発表者の内容は説得力があり，私だけでなく，同行した名古屋大学第二外科の移植グループの医師たちも大きな影響を受けた。名古屋大学の免疫学の中島　泉教授も，糖鎖生化学の村松　喬教授も，協力を約束し

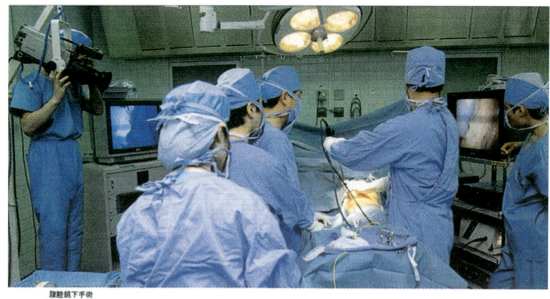

腹腔鏡下手術

腎臓移植540例 わが国有数の死体腎移植症例数

名古屋大学医学部第二外科学教室の歴史は古く、明治9年に開講、明治26年に第一外科と第二外科に分かれてから、高木弘教授で第10代目となる。第二外科の伝統的な研究、「門脈圧亢進症」は、昭和20年に始まり、我が国の草分け的存在となっている。

高木教授が移植を専門とするのには、この「門脈圧亢進症」の研究が関与している。もともと肝臓そのものの悪い患者はどんな治療も解決策にならず悩んでいた頃、肝臓移植のパイオニアであるスターツル博士が、肝臓移植をした3人の患者が1年以上の生存率となっていることをジャーナル「サージェリー」の巻頭で発表した。

「それを見て、いてもたってもいられずにコロラド大学へ行き、スターツル博士のところで肝臓移植を学びました」と臓器移植を専門としたきっかけを話してくれた。

第二外科の特色の1つである臓器移植は、名古屋第二赤十字病院・移植グループと協力し、死体腎移植170例、生体腎移植370例の実績を持ち、我が国でも東京女子医大に次ぐ症例数となっている。特に、心停止後の死体腎移植の症例数としてはわが国でもトップレベルである。

急激なドナー不足の解消 血液型不適合の腎移植

昨年6月、高木教授をリーダーとする研究グループが、トランスジェニック(遺伝子導入)ブタの育成に成功した。これは急激なドナー不足を解消するための異種移植研究である。

「今までは患者に大量の免疫抑制剤を使って移植後の拒否反応を抑えてきました。しかし、これは患者に多くの負担をかけることになります。それならむしろ、異種動物を人間に適したように変えればいい」というのが異種移植の発想の基本となっている。

国際移植学会倫理委員会の勧告では、"自然界に生息する動物をドナーとすることには抵抗があり、人工的に飼育した動物を用いることが望ましい"とある。ブタが最適とされるのは、解剖学的、生理学的に心臓・血管系で人間との類似点も多く、多産性で、実験動物としての歴史も長いなどの理由があげられる。

カンファレンス

あさひView 第4巻第6号より (両ページ共:平成8年6月. 旭化成工業)

大学病院研究室めぐり

名古屋大学医学部 第二外科学教室

高木　弘教授　　中尾昭公助教授
伊藤勝基講師　　舟橋啓臣講師
原田明生講師　　横山逸男講師

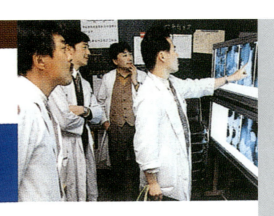

異種移植研究の最先端 遺伝子導入ブタの育成に成功

第10代高木弘教授が率いる第二外科学教室は、実に活動的である。昨年6月に、我が国で初めてヒト遺伝子を入れた「トランスジェニック(遺伝子導入)ブタ」の育成に成功。これ以外にも抗血栓性門脈バイパス用カテーテルの開発。超音波機器を門脈の血管内に入れる検査の導入。また腎臓移植では540例という本邦でも有数の成績をあげている。

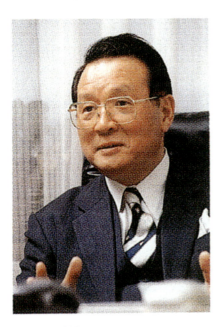

高木　弘教授

　若い人の活性化，大きな方向づけ，画一的でない人材育成が私の役目です。これまで全力で走ってきて，昨年は日本外科学会総会を主催することができました。私は駅伝のランナーに過ぎません。次の優秀な人材にバトンタッチし，私の精神が受け継がれていけばと思っています。

昭和35年　名古屋大学医学部第二外科入局
昭和41年〜45年　米国に留学　最後の1年間はコロラド大学メディカル・センターの客員研究員
昭和45年　愛知県がんセンター病院外科第三部診療科医長
昭和53年　同病院総合診断部副部長
昭和60年　名古屋大学医学部外科学第二講座教授

てくれた。遺伝子操作に必要な諸種の機能は大学研究部間に完備されていたのである。

ドナー動物としてブタが適している理由とは

国際移植学会倫理委員会は、「自然界に生息する動物をドナーとすることには抵抗があり、人工的に飼育した動物を用いることが望ましい」と勧告している。ドナー動物としては、その大きさ、飼育の歴史、繁殖力、無菌設備に適した狭い飼育スペース、比較的感性の弱い免疫力や、食肉用として屠殺されているので社会の抵抗性が低いということから、ブタが最適と考えられている。

ブタをドナーとする異種移植で発生する超急性拒絶反応を抑制するために、2つの手段が考えられていた。

第1は、ヒト補体抑制遺伝子（DAF，HRF-20，MCP）の導入であり、第2は、ヒトがブタに対して持っている自然異種抗体（大部分はブタのガラクトース糖鎖抗原、すなわち、gal（α1, 3）galに対するものの不活性化である。後者はgalactocyltransferase（GT）のノックアウトと、さらにfucosyltransferase（FT）の導入がある。私たちは、それまでにブタの培養細胞にヒトDAF，HRF-20をトランスフェクションし、さらに両者を導入したトランスジェニックマウスの誕生に成功していた。

那須塩原の伊藤忠飼料との協力

いよいよブタ自体に挑戦することになり、愛知畜産試験場を初めて訪問したときのこと。そこは立派な建物で設備、器具など全部そろっていた施設であり、職員も十分にやる気を出してくれた。しかし、上司の許可が必要とのことであったので、県庁に当時の農水部長を訪ね、わが国で臓器移植を待っている患者がどれほど多いか、ドナーがいかに少ないか、またブタがドナーになれば100倍以上の値段になると熱情を持って説明した。部長の反応は、自分の仕事は畜産農家の安定であり、飛躍的なことは考えていないというものであった。それでもその後、職員は働きやすくなり、私たちの研究会にも出席してくれた。それでも、やはり民間と共同する方がよいと考えて種々情報を集めて、東北地方の那須塩原に伊藤忠飼料と日清製粉がブタを大量に飼育していることを知り、現地を訪れた。設備も十分で社員もやる気を示していた。規模の大きさで少し勝った伊藤忠飼料を相手に選び、東京の本社を訪問した。味の素の資本も入っているということで、そちらも訪れた。私自身何回も訪れたが、小池千裕先生を中心に移植グループの医師が1～2週間単位で、トランスジェニックブタ作製のために伊藤忠飼料に泊まり込んで仕事をした。これらの研究費用は文部科学省からのものが大きかった。特に平成7，

8年文部科学研究費総合研究A「遺伝子制御による異種臓器移植臨床への総合的研究」班研究代表者になったことは，わが国の仲間もできて効果が大きかった．

国際異種移植学会を名古屋に招致しよう！

1992年（平成5年）10月，異種移植シンポジウムを立ち上げて名古屋で年1回開催したことも原動力となった．

　1995年（平成8年）4月，第95回日本外科学会を名古屋国際会議場で開催した．プログラムは外科腫瘍学と臓器移植を2本の大きな柱として編成した．私の会長講演は"異種移植への展望"という演題にした．「まるで移植学会のようだ」と言ってくれる仲間もいた．

　また，この1995年には第3回国際異種移植学会（IXA）がボストンで開催された．会長はDr. Fritz H. Bachであった．海に面した広大な自分の庭園で催された会長招宴からは，わが国との違いを感じた．このときに数人から，2回先の第5回の学会施行に手を挙げてはどうかと勧められ，その気になった．そして"Xeno"誌のeditorial boardに推戴され，"Xenotransplantation research in Japan"という巻頭論文も書かせてもらった．私の教室からOklahoma大学に留学した小林孝彰先生がたまたま付くことになった，この分野の専門家で当時同大の教授であったDr. David K. C. Cooperの知己を得て帰国したことも大きく作用した．Dr. David Cooperはオクラホマの後，ボストン，ピッツバーグ，フロリダと，研究費を持って動いている人物である．

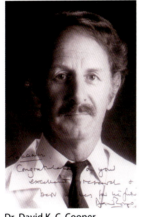
Dr. David K. C. Cooper

しかし，実際に第5回の名古屋開催として立候補したところ，米国の大都市シカゴも手を挙げたので，第4回のフランスのナントでの出席会員の投票によって決めることになり，本当に慌てることになった．

ブダペストとナントでアピール「from Nantes to Nagoya」

ナントの直前に，ヨーロッパ移植学会がハンガリーのブダペストで開催されることになっていたので，そこから選挙運動を開始することになった．

　このときには，当時サンド薬品のコンベンション部長であり国際感覚がすぐれた勝瑞光明さんのアイデアに頼り切っていた．"From Nantes to Nagoya"というA4サイズのピンクの2折の小冊子に，署名入りの名古屋市長と私の歓迎文を載せ，それに紐飾りのついた本の栞を差し込んだものを大量に用意してブダペストとナントに送った．「振り袖の

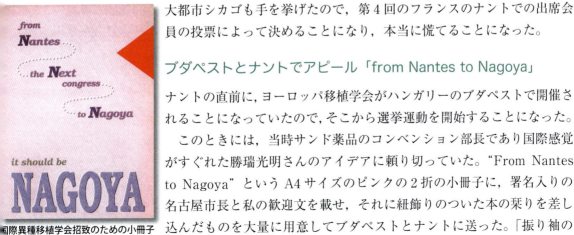
国際異種移植学会招致のための小冊子

和服を着て立ってもいいですよ」と言ってくれるスタッフもいた．

　そうして，初めてナントを訪れた．街路灯にカラフルな生花が飾られた美しい都市であった．投票箱は透明なプラスチック製で中の様子がよくわかるので毎日確認しに行くと，名古屋の投票用紙の色が少し多いことがわかった．担当者も名古屋が勝つよと好意的であった．会長の Dr. J. P. Soulillou は前に名古屋に来てもらったことがあるし，後に教室から長坂隆治先生に1年間留学してもらった．

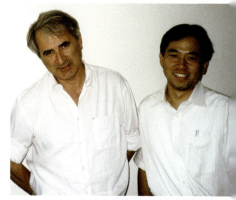

Dr. J. P. Soulillou（左）と長坂隆治先

日本異種移植研究会の出発

結果，シカゴに勝つことができ，みなさんから祝福された．帰国して異種移植シンポジウムに代わり，日本異種移植研究会を立ち上げることになり，その年の9月大阪にて発起人会を開いた．それまでに広島大学の土肥雪彦教授には多方面にわたりお世話になった．ボストンの Drs. D. H. Sachs, M. Sykes のところに，この分野で留学していた大段秀樹先生が，やはり移植の浅原利正学長就任の後を受けて教授になられたことは印象深い．第1回の研究会は私が担当したが，第2回は土肥雪彦先生にお願いすることになった．その頃，旧厚生省から数年間で数億円という研究費の話があったが，残念ながら私は大学の63歳の定年に近く，大阪大学 白倉良太教授に廻すことになった．

国際異種移植学会の名古屋開催とその後の研究会

第5回国際異種移植学会（IXA）は1999年（平成11年）10月24日から5日間，名古屋国際会議場で開催した．異種移植の臨床への期待が一段と高まった時期であり，国内外から約500名の参加を得て（そのう

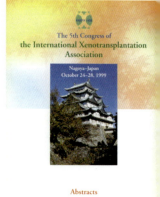

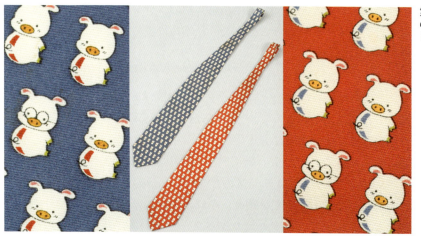

第5回国際異種移植学会では仔ブタの赤・青のネクタイを参加記念品とした

ち三分の二以上は海外からの出席），盛会のうちに終了した。Dr. T. E. Starzl も来てくれて，自分の異種移植の臨床経験について講演した。

参加記念品とした赤と青の仔ブタのネクタイは好評であった。

"Xenotransplantation is just around the corner, and it will always be there" と Sir Roy Calne はだれかの文をもじって言った。

核移植によるクローン羊ドリー，そして iPS 細胞を用い臓器欠損ブタ由来胚盤胞に移植し，キメラ動物を作成する。すなわち，ブタ個体内でヒト臓器を作成する新しいアイデアは期待されている。現在，世界ではヒトへのブタ膵ラ島移植は開始されているのである。

第 12 回国際異種移植学会（IXA 2013）が，この分野で長く活躍されてきた大阪大学 宮川周士教授のもと盛大に開催されたのは記憶に新しい。名古屋で好評であったブタのネクタイも宮川教授に製作していただいたものである。

日本異種移植研究会の会長は，私のあと，大阪大学の白倉良太教授，そして現在，宮川周士教授へと受け継がれている。

【文献・注記】
1) Giles G. R., et al : Mechanism and modification of rejection of heterografts between divergent species. Transpl. Proc : 11, 522-538, 1970
2) プレドニゾロン：コルチゾールから作製された合成副腎皮質ホルモン製剤（ステロイドホルモン）であり，抗炎症作用や免疫抑制作用などの薬理作用を有する。1955 年に日本国内に導入された。日本での商品名はプレドニン，他。

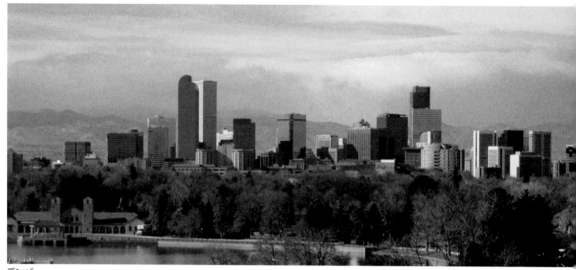
デンバー

4 生体腎移植第一例の実施に向かって

デンバーで得た苗からいかにして愛知県で収穫を得たか

1972年（昭和47年）6月15日，愛知県がんセンター病院で私たちが施行した親から子への生体腎移植は，中部地方で最初の生着成功症例となった。それまでにも腎移植は試みられていたものの生着に至らず，全国的にみて少し遅れをとっていたことになるが，今では名古屋第二赤十字病院を中心として愛知医科大学，市立四日市病院，豊橋市民病院，衆済会増子記念病院など，大きなグループとして成長している。名古屋第二赤十字病院における腎移植の牽引役は打田和治先生から渡井至彦先生とバトンタッチされている。

本章では愛知県がんセンター病院における生体移植第一例への道のりを振り返ってみたいと思う。

ロズウェルパーク記念研究所（バッファロー）時代の経験

私が肝移植の臨床を夢みて Dr. T. E. Starzl のいるデンバーに行ったのは，米国臨床留学の4年目で，1969年7月からの1年間であったが，その直前の3ヵ月間をニューヨーク州バッファローにある Roswell Park Memorial Institute で，外科レジデント5年生の最後の3ヵ月間を Dr. G. P. Murphy のいる泌尿器科で学んだ。そこで腎移植手術の助手を務めたし，透析センターの勤務もした。

その間，1週間の休みを利用して Cleveland Clinic におじゃまし，許斐康煕先生，人工臓器の能勢之彦先生，人工腎透析の中元 覚先生にお世話になった。中元先生の透析医療は長年の経験からの実際的なものでよい勉強になった。許斐先生は九州大学（第一外科）の講師として抗リンパ球血清の研究に来ておられ，私の同期で，それ以来，親友として本当に多方面にわたり面倒をみてもらっている。

米国留学1年目の後半から始めていた副業（moonlighting）は2～3年目と続けたが，デンバーに乗り込むときはきっぱりと中止し，気を引き締めていた。

コロラド大学病院（デンバー）時代の経験

Dr. Starzl のもとには，リサーチ部門に岩崎洋治先生，柏木 登先生につづいて雨宮 浩先生がいて，途中から横山健郎先生が加わった。そしてラット心移植の Lindsay-Ono 法で有名な九州大学第二外科の小野慶治先生がいた。大変心強く，種々お世話になった。

英国外科講師の Dr. G. R. Giles，米国小児外科助教授の Dr. J. Lilly，私の3名でチームを組み，Colorado 大学病院移植病棟 8 North 10床の管理を忠実に行った。Dr. Starzl は40歳代前半と若く，精悍で，怖い存在であった。隣接する Denver VA Medical Center（デンバー退役軍人病院）にも移植病棟があり，その中間に動物実験をする施設があり，

イヌとブタ間の異種移植を時間をみつけて行った。腎移植が50例，肝移植11例（うち1例がチンパンジーからの異種移植）。膵移植が1例（Dr. Merkelが執刀し，Dr. Starzlは手伝いせず）。このほかに，免疫抑制として，腎移植術前に胸腺全摘術が10例以上行なわれた。

　Associate ProfessorとしてDr. Israel PennとDr. Charles Halgrinisonがいて，Dr. Starzlは土曜・日曜関係なく街にいれば朝夕2回，回診をした。新聞見開き大A1のフローチャートにその時点の検査データを書き込むのが私たちの仕事であった。気をつけないとローティションで回ってくる外科レジデントに，Dr. Starzlの眼の前で出し抜かれることになる。

　免疫抑制剤は，抗リンパ球血清（ALG），アザチオプリン，プレドニゾロンが主体で，プレドニゾロン1g（小児は0.5g）の点滴静注で頻回に行なわれた。肝移植では予防的抗生物質の投与が通常行なわれたが，これは病院内の感染症グループから派遣されている医師の指示に従った。そのときのドイツ人Dr. G. Shaöterを後年，日本に招いて講演してもらい，喜んでいただいた。

　小児肝移植患者Miss Kimberly Hudsonは，当時3歳10ヵ月だったが，術後順調に退院した。Dr. Starzlの話では，世界で最長の肝移植後生存者ということであった。

　デンバーでの1年は学ぶことの多い年であった。そして臓器移植の基本は腎移植であるとの信念を持った。その腎移植で超急性拒否反応が起こり，提供者の母親が全身麻酔から覚醒したときには，移植腎が摘出されているという悲しい症例を体験し，何としてもこれは避けなければならないと心に刻み込んだ。

Dr. Paul Terasakiの新しいリンパ分離法を勉強しにLAへ

当時，リンパ球のタイピングはロスアンジェルスのDr. Paul Terasakiのもとで勉強してきた日系人2世のMr. George Araiが担当していた。日本に帰ったら全部自分でやらねばと覚悟していたので，基礎から教えてもらった。従来，リンパ球分離はストローに砂を詰めて通す方法が主流であったが，Dr. Terasakiのところでは新しい比重遠心法を始めているはずだから，寄って学んだ方がよいと教えてくれた。日本では入手しにくいと思われる器具が種々あり，Mr. Paul Taylorに頼んで研究用として安く購入してもらった。

　移植患者の中に旅行会社を運営している親切な男性がいて，デンバーで自分の車を売り，豪華な大型のレンタカーで家族4人でグランドキャニオン，ラスベガス，ロスアンジェルス（3泊），サンフランシスコ（2泊），ハワイ（5泊）と旅程を組んでくれて助かった。Dr. P. Terasakiの

研究所では十分時間をとって，新しいリンパ球分離法などを勉強した。ロスアンジェルスには当時，名古屋大学第二外科から岩月舜三郎先生が肝臓内科医のDr. Raynoldsのところに来ておられた。門脈圧亢進症（門亢症）研究室主任であった山本貞博先生が開拓されたところである。久し振りに会って小児外科に関心があるという彼に，Dr. RaynoldsとDr. Starzlは非常に近いし，是非デンバーに行くことをすすめた。そしてその後，岩月先生がDr. Starzlを献身的に長期間支えられたことは周知の事実である。

　Colorado大学には当時，IgEを発見した石坂公成先生がおられ，その下に私と同年になる多田富雄先生が千葉大学から来ておられた。石坂先生の講演に出席した時には，これほどまでにやらねばならないのかという強い印象を受けた。

　デンバーは雨の少ない温暖な街で，バッファローとは比較にならない住みやすいところである。ロッキー山脈が近く，有名なスキー場がある。スキーについては，私は医師になりたてのとき勤務した兵庫県公立八鹿病院から近かった神鍋山スキー場で覚えていたが，デンバーでは一切手を出さないと決めていた。

愛知県がんセンター病院で動物実験を開始する

1970年（昭和45年）8月，私は愛知県がんセンター病院外科第三部に最年少のスタッフとして採用された。留学前から今永 一院長に働き場所としてお願いしてあったのを守っていただいたことになる。病院は1964年末に新築オープンしたもので，"国立がんセンターに追いつき乗り越えよ"と勢いがあった。研究所も，赤崎 勇先生を所長として全国から集められ，部長の中には大学教授を辞めて来た人もいた。大動物実験施設もあり，スペースとしては十分であった。デンバーの設備を参考にして，イヌの手術台2台，ベネットの呼吸器と酸素の配管（室外にボンベ施設），イヌの尿を集められるケージ10台を特別注文で入手した。幸運なことに，愛知県がんセンターに隣接する平和公園に名古屋市の飼犬指導所があり，希望するイヌをもらうことができた。

　心強い仲間も増えて行った。名古屋大学昭和39年卒の安江満悟先生が信州の佐久総合病院を終えて第三外科に後期研修にきていたので，話したらすぐに賛成して加わってくれた。奈良県立医科大学昭和45年卒の森本剛史先生が臓器移植に興味を持っているという情報を得て，奈良県御所市のご自宅まで出かけて本人とご母堂を説得して，病院の研修医になってもらった。

　イヌの実験は，病院第三外科の通常の勤務を終えた夕方から始めた。早朝で仕事が終わるという男の人にアルバイトとしてきてもらった。手

術器具は病院の中古品を流用し，消毒は中材（中央材料）が協力してくれた。補液薬品などについては，病院に来ている製薬会社に頼めばすぐに提供してくれた。当時海外向けの輸血用採血バッグは缶入りでテルモが協力してくれた。1970年（昭和45年）の頃は今から思えば古き良き時代であった。

　イヌの肝移植手術は，免疫抑制剤を投与するところまで成功させることは簡単ではなく，腎移植のテーマを当時話題となっていたCollins液を種々改良して24, 48, 72時間の単純保存とした。保存腎を移植してから残る腎臓をそのままにすることもできたが，厳しくするため摘出を原則とした。72時間保存して，イヌを散歩に連れ出し，片足をあげて排尿してくれるのを見て涙が出るほどうれしく仲間と喜んだことを鮮かに覚えている。

リンパ球のHLAタイピング

リンパ球のタイピングについては，病院の検査部に名古屋大学理学部卒業の赤座達也先生がいて，すでに手をつけていた。部長の須知泰山先生が立派な人格者で赤座先生を臨床3割，研究7割といって採用していた。研究所室長の吉田孝人先生（後に浜松医科大学教授）のもとに勉強しに行かせ，α-フェトプロテインの定量は完成していた。私がデンバーで購入してきた諸器具を見せると喜んでくれて検査部で買い上げてくれた。私がDr. Terasaki Laboで学んだリンパ球比重遠心分離法には，わが国のX線造影剤を使用して十分であった。HLA採血清の蒐集には，当時市内でお産の数が多かった中村区の名古屋第一赤十字病院と昭和区の聖霊病院の2ヵ所に冷蔵庫と500mLのタッパウエアーを20個持参して産後の悪露を入れてもらった。赤座先生が毎週回収して，検査部で出る血液からのリンパ球と反応させ，抗体の有無から特徴を分析していった。当時盛んであった国際ワークショップにこれらの抗血清で参加し，そのうちの一つが北極を越えた北欧諸国のものと一致することがわかり，人間の民族移動に想いを馳せるロマンを感じたものであった。それは現在，HLA B40Cとよばれている。赤座先生のこつこつと地道な仕事には感心させられた。赤座先生は後にDr. Terasakiの研究室に留学したが，コンピュータではできない仕事をしてくれたと高く評価され，留学の予定期間を延長するように頼まれたほどである。

リンパ球混合培養試験の開始

もう1つ，リンパ球混合培養試験（MLC）の重要性が言われていた。これには森本剛史先生が当たることになった。研究所放射線部室長の森田敏照先生（後に大阪大学副学長）が指導者になってくれた。提供者

リンパ球に放射線をかけて殺す One way MLC を原則とした。陽性対象に PHA を加え，反応の程度をトリチウム標識チミジン（triticium thymidine）を用いる時間ごとに測定するという綿密なものであった。後から関西の大学を卒業し，京都大学ウイルス研でしばらく働いた技師加村弘美さんが加わってくれたことは森本先生にとって大いに助かったことと思う。広島大学第二外科の土肥雪彦先生のグループから福田康彦先生が1週間ほど勉強にきてくれ，大歓迎したことを覚えている。イヌ腎単純保存，リンパ球の HLA タイピング，そして混合培養（MLC）の知見は東海外科学会，種々の研究会，移植学会，外科学会と積極的に発表していった。

　当時，愛知県がんセンター病院には人工腎による透析装置がなかったので，東機貿の4人用供給装置と平板（キール）式の透析器にセロファン膜を張り，圧をかけてリーク試験を行なうなど，私が米国で学んできたことを手術室の看護師さんに覚えてもらった。みな新しいことには積極的に加わってくれた。

　腎提供者の手術については，名古屋大学第二外科門脈圧亢進症研究室（門亢研）で指導を受けた黒柳弥寿雄先生がおられ，それまでにも病院でわれわれの面倒をみてもらったのでお願いすることになった。Dr. Starzl の教科書 "Experience in Renal Transplantation" は線画が多い良い本なので Donor nephrectomy の部分を数部コピーしてグループに配った。たまたま安江満悟先生のご尊父が腎腫瘍で左腎摘のために入院され，安江先生の申し出でなるべく Dr. Starzl の本に沿って摘出することになった。これは心の準備としては大変良いことであった。

異常なことで苦労した第一症例

当時中部地方には社会保険中京病院（現・独立行政法人地域医療機構推進機構中京病院の前身）を中心として数ヵ所に透析施設が開かれていて，愛知県方式と呼ばれていた。私も米国から帰国直後に中京病院 太田裕祥院長のもとには挨拶に行っており，「いずれ中京病院も腎移植を始めるから，患者を殺さないでくれ」と申しつけられていた。

　いよいよ腎移植を開始することになり，案内を出したところ，希望者が4～5名手を挙げてくれた。豊橋の成田記念病院が多く，22歳で透析導入2年6ヵ月の MI 君を選び，45歳の母親を提供者とした。HLA タイピングは家族全員に来院してもらうことを原則とした。免疫抑制剤はアザチオプリンとプレドニゾロンで，前日透析を十分に行った。

　当時は受給者の脾臓と両側腎摘出が原則であったので，私が受給者の手術から始めた。提供者は術前の大動脈造影で左腎を摘出することになっていたが，しばらくすると隣の提供者手術室から来るように連絡が

新聞（夕刊）　昭和47年6月23日（金曜日）　E版

ジン臓移植に成功

愛知県がんセンター

母親からもらう

東海地方で初めて 一週間たち元気な姿

愛知県がんセンター付属病院（名古屋市千種区田代町麺子崎、今永一院長）では、ジン不全に悩む患者に母親のジン臓を摘出して移植する手術をしたが、術後の経過は母子とも非常に良好で、ほぼ一週間たった二十三日、今永院長をキャップとする移植グループは「この経過からみて成功した」と判断している。

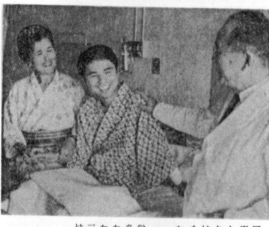

"親孝行で恩返し" 笑顔の患者

ジン移植手術はさる十五日午前八時から今永院長の指導のもとに執刀。まず母親のM子さん（三）のジン臓を摘出、摘出ジンを生理食塩水（かん）流してM子さんの右腸骨（かん）で動脈、静脈とつなぎ合わせ、さらに尿管をぼうこうに移植して、約五時間後に手術は完了した。同時にきれいな尿が出てきた。

その後、母子の経過は良好で、M子さんは現在、平常人とほぼ同じ一日五百CCから二千CCの尿を出し、血液中の尿素窒素、クレアチニン、カリウムなどの検査結果は正常人と同じ値。母親も食事すべて食べ、これまで感じなかったうまさも感じるようになったという。

手術に当たっては、移植グループのほか免疫学の研究陣も協力、母親のジンが拒否反応などからみて良いと判断するなど、がんセンターあげての協力体制で臨み、完ぺきを期したという。

ジン移植手術は数年前からわが国でも始まり、成功例も多いが、東海地方では初めて。ジン移植グループは「ジン不全患者の手術適応者には人工ジン臓にたよるだけではなく、手術に踏み切れるメドがついた」と評価している。

ジン臓移植を受け、見ちがえるほど元気になったMーさん（中央）と母親のM子さん、右は今永院長＝愛知県がんセンターできょう正午ごろ写す

二十三日昼前、MIさんの病室を訪れた今永院長に、MIさんはベッドの上に起き上がって「すべて順調です。食事も全部早く、おいしい。どうもありがとう」と頭を下げた。ジン臓一つをむすて歩き回れるほど回復しており、病室に姿を見せニッコリ。今永院長がMIさんの肩をたたいて「おかあさんのおかげだ。親孝行せにゃいかんよ」というと、MIさんは「ほんとうに、そう思います」と、涙ぐむM子さんに元気な笑顔を見せていた。

今永院長の話　ガンと臓器移植は免疫などからみて関連があり、ガンの研究に役立つ。がんセンターにとって臓器移植の研究はガン克服の一過程でもある。ジン不全患者は一週間に二、三回人工ジン臓にたよらねばならず、間題も多い。今度の成功からみて、手術適応者は手術を受けるべきではないかという話題を学界に提供することになろう。

神谷喜作臨港病院長の話　ジン臓移植の例は東海地方では、割り合い少なく一週間生存は長い方。手術例も一年以上生存は割り全国的にみると二百例を越えているだろう。拒絶反応の問題もあり、札幌医大の心臓移植以来、全国的に移植例は少なく、移植する臓器の適合性の判断も密接に行われるようになっている。ジン臓移植はいまだ少なくなっているが、死ぬまで毎週二、三回人工ジン臓が、解決されなければならない。

中日新聞　昭和47年（1972年）6月23日夕刊．写真は愛知県がんセンターで腎臓移植を受けたMIさんとそのお母さん．右端は今永一院長．（患者さんの実名は伏せました）

腎臓移植 100％の成功率

愛知県がんセンターの研究班

九人の患者、順調

免疫研究などを徹底

愛知県がんセンター（名古屋市千種区田代町鹿子殿）の高木弘第三外科医長ら腎（ジン）臓移植グループは、昨年六月十五日から今月五日までの間に九例の移植手術を行ったが、全症例とも「満足すべき腎機能を維持している」として、二十五日、宮城県仙台市で開かれる第九回日本移植学会で発表する。

腎移植は日本では昭和四十一年で一〇％、四十五年でも七〇％（日本移植学会初務局調べ）とまる。しかし、高木グループの同センターで腎移植を受けた人間、平均十五・五カ月間、透析を必要としていた重症のほかり、長い人では移植前三十カ月（同月五日移植）の人がＢＵＮ中二・〇を示ＢＵＮ中二・〇を示回復度のペースで腎移植を継続していくことにしている。

手術結果は、三人が一年以上、三人が半年以上経過しておらず、こうした例はかなり珍しいといい、同センターでは今後も年十例程度のペースで腎移植を継続していくことにしている。

連続成功はアメリカ・デンバーで十九回という記録があるが、その直前の十九人の患者は死亡しており、日本でも北里大学（神奈川県相模原市）で二十三日の移植を含めて連続九回成功したものの、大半はここ数カ月中の手術で、まだ評価が固まっていない。

同グループを指導してきた今永総長は❶移植技術、免疫研究、各種検査設備がそろっていた上、チームワークがよかった❷動物実験を繰り返して慎重を期した❸提供者の検査をとりわけ慎重に行い、組織適合（血液型、リンパ球型、抗体など）を十分研究にあげている。しかし、いまも免疫抑制剤の投与などで体の抵抗力が弱って感染症などにかかりやすい、という心配は残っており、今後も厳しいチェックをしていくことにしている。

ふつう、この値が二以下であれば「きわめて良好」とされているところから九人とも「満足すべき状態にあるといえる」（高木医長）。また腎臓を流れる血液量や残余窒素量も九例について正常な値を示し、すでに完全に社会復帰したが、その直前まで、第九例も順調に回復しつつあるという。

連続九回の移植を含め、九例（今月五日移植）の人がＢＵＮ中二・〇を示回復度を最も端的に示すアミノ酸の一種の血清クレアチニンの値は、第九例（今月五日移植）の人がＢＵＮ中二・〇だったほかは全員一・〇〜一・四を示

患者はいずれも、人工腎臓による透析を必要としていた重症のほか、長い人では移植前三十カ月（同月五日移植）の人がＢＵＮ中二・〇を示

によると、二十五日に発表するための各種検査

中日新聞　昭和48年（1973年）10月25日朝刊．高木弘腎移植グループの成績（1972年6月〜1973年10月までの全9例）を報じる

あり驚いて行くと，提供者は奇静脈が異常に発達したdouble cavaで，右腎静脈は接続していなかった。説明して安心してもらい手術を進めた。移植腎動静脈の吻合を終了すると，しばらく待つ間に初尿が出始め，安心して尿管膀胱吻合を行なうことができた。体重1kgあたり4mgのアザチオプリン投与を開始していたが，白血球数が1,000以下と報告されることになり急速にアザチオプリンを減量したが，それでも500から300と減少した。朝・夕と採血し，塗抹染色標本をつくり，赤芽球を除外して算出することになり，結果的にはMI君は核酸代謝異常があり，3日に1回アザチオプリン1/4錠（12.5mg）を内服してもらうことになった。プレドニゾロンは注意深く漸減したが，幸い拒絶反応はなく順調であった。

中日新聞に今永院長，MI君，母親の笑顔の写真を添えた記事が掲載され，非常に大きな刺激を与えることができた。MI君の入院中，かつてデンバーで一諸に働いたDr. John Lillyが偶然にも学会出席のため来日しており，病室で一緒に移植の術後チャートをみた時，Dr. Starzlの仕草を真似してくれたことをよく覚えている。彼はデンバーに留まっていたものの，移植からは離れて小児外科の教授になっており，東北大学の大井龍司教授と親交を結んでいた。後年，私が第95回日本外科学会を開催したとき特別講演を快く引き受けてくれていたが，それが実現する直前に前立腺がんのため逝去してしまった。

腎移植患者のMI君は1ヵ月で退院した。愛知県がんセンターは引き続き2ヵ月に1例というペースで腎移植を実施した。腎移植は当時まだ保険適応がなかったが，愛知県が実費として1例につき65万円の援助を出してくれることになった。

拒否反応の出た症例はあったが，プレドニゾロン増量などで乗り越え，10例目まで移植腎を摘出したことがなく，全員揃って記念写真を撮ることができた。これはアザチオプリンの時代にはめずらしく，全国的にも話題となった。

【注記】
1) HLA：Human Leukocyte Antigen，ヒト白血球抗原。1954年，白血球の血液型として発見され，頭文字をとってこう呼ばれてきたが，後に，HLAは白血球だけではなく，ほぼすべての細胞と体液に分布していて，ヒトの免疫に関わる重要な分子（組織適合性抗原）として働いていることが明らかになった。臓器移植では，自分のHLAのタイプに合わないものは異物と認識して攻撃するため，HLAの適合性が重要になる。その適合性検査のことをタイピングという。

5 死体腎移植第一例の実施に向かって
稀な Nail-Patella 症候群患者の緊急脳死下腎移植

愛知県がんセンター病院において2ヵ月に1例のペースで血縁生体腎移植を手がけ，17例に及んだ頃であった。1例を間質性肺炎から壊死性回腸炎を続発させて失い，2例を強い拒否反応のために移植腎摘出し，血液透析に復帰していたが，残る14例は満足する腎機能を維持していた。9例が既に1年以上経過していて，その内3例は2年以上が経過していた。そんな状況のときに，死体腎移植の話が入って来た。その症例は先天性代謝異常の Nail-Patella 症候群という，私が生まれて初めて聞く名前の疾患であった。いろいろ交渉してみたが，愛知県がんセンター病院では無理と言われ，残る道は私が長年世話になっている衆済会増子記念病院であった。手術器具も手術看護師も応援に出すからと，愛知県がんセンター病院の坂井豊子看護部長が言ってくれた。そうして，1974年（昭和49年）6月4日衆済会増子記念病院において第1例となる死体腎移植に携わることになった。

全国的に有名になった増子記念病院

ここで私と衆済会増子記念病院の関係について書かねばならない。

　私は名古屋大学医学部を卒業して1年間インターンを豊川市民病院で終了して，医師国家試験を受けてから名古屋大学第二外科に入局した。6月には医局命令で兵庫県養父郡にある公立八鹿病院に短期赴任した。1960年（昭和35年）当時は，脳神経外科，整形外科，泌尿器科がなく，外科が引き受けていた。院長は外科で渡会茂男先生，部長は壷井敏哉先生で，お二人ともとても良い先生で，風光明媚な山間の町の親切な人に囲まれて外科初期生活を送った。院長，外科部長に気に入られて正式赴任となり，1963年（昭和38年）5月末に学位論文研究のため帰局した。その3ヵ月前に結婚したばかりであった。医局長が手配してくれていたのが増子記念病院（当時は増子病院であったが平成2年に増子記念病院に改称）の社宅であった。同院は戦後になって現在の場所に朝鮮人学校跡地1,000坪を初代の増子六郎先生が購入したもので，私はその校長宅に入った。御子息の和郎先生は御夫妻で米国ニューヨーク市の Mount Sinai 病院の肝臓病で有名な Dr. Hans Popper のもとに留学されていた。

　増子記念病院の内科は六郎先生が一人で，外科は私と一級上の石川修先生と交代で診療した。アッペン，ヘモ，ヘルニア等は腰椎麻酔で看護師を助手にして行ない，胃や胆のう切除は全身麻酔で大学の医局から応援を頼んで行なった。同院は名古屋駅西銀座に近く，中村区の名古屋第一赤十字病院と名古屋駅との中間地点にあったが，手術も多く，よく繁盛し，院長の増子六郎先生の信頼も大きかった。

　私は学位の研究を終え，米国留学を志して ECFMG 試験を受けて合格し，米国の病院を選んでいる頃に，増子和郎先生夫妻が帰国された。

長かった米国生活の話を聞くことができ，いろいろ貴重なアドバイスを受けた．その後，私が4年間の米国留学から帰国する頃に増子和郎院長から，増子記念病院を大きく新築する計画があるから，愛知県がんセンター病院に勤めるのをあきらめて，増子記念病院の外科責任者になってくれないかとの手紙が来た．その話は辞退したが，以前のように増子記念病院の社宅に住まわせていただきながら愛知県がんセンター病院に勤務し，生体腎移植を開始していたわけである．

予定通り新病院建設の基礎工事が始まった頃，名古屋大学第三内科腎臓グループの主任で学生時代に同じ下宿でお世話になった3級上の加藤克己先生（後に愛知医科大学教授）から私に，増子記念病院の3階建てを4階建てに変更して透析センターを作ってもらえないか，との申し出があった．小柳 広事務長，増子和郎院長と情熱をもって説得した．結局，最後は増子六郎老院長に「もしこの透析センターがうまく行かなかったら私自身が愛知県がんセンター病院を辞めて，自分で責任をもって運営するから」と頼んだのが決め手となり建設が決定した．大学から，川原弘久，山﨑親雄両先生に加え看護師の瀬古和美さんが赴任して来た．夕方私が連日3～4名の外シャントを作成し，急速に発展し現在では全国的に有名な衆済会増子記念病院となっている．

第一症例（Nail-Patella 症候群）の症状・既往・検査所見等

さて，患者 NK 君は25歳の高校国語教師である．生後まもなく両肘関節の運動障害に気付き，3歳の時，整形外科で左肘関節に手術を受けたが効果は認めなかった．その時 X 線写真で骨盤，膝関節にも異常があると言われたが，疾患の本態については説明を受けなかった．7歳の時，身体障害者手帳の交付を受けた．小学，中学，高校，大学と休学することなく進学した．体育については走ることも特に遅くはなかった．鉄棒で逆上がりもできたが，腕立て伏せはできなかった．1972年（昭和47年）3月，高校教師採用検査の時，蛋白尿を指摘されたが他に異常はなく採用された．1974年（昭和49年）2月頃より時折頭痛があり高血圧を指摘されたので4月中旬に中部労災病院を受診した．高血圧と蛋白尿，沈査で膿球，円柱を認めた．5月8日，急激な体重増加と軽度の呼吸困難のため同病院に入院した．5月11日より腹膜透析が開始された．5月31日朝，入院中の患者を見舞いに来た両親が病院の近くで交通事故に遭い，父親が即死し，母親は意識不明のまま緊急入院した．左硬膜下血腫と脳挫傷の診断のもと直ちに母親の開頭手術が行なわれたが，脳腫脹が著しかったので頭蓋骨は除去したまま閉鎖された．術後症状は改善されず6月2日に呼吸停止を来し，ショック状態となり，以後呼吸器に連結され，血圧は昇圧剤の持続点滴で維持された．近親者から脳死状態の

母親を提供者とする腎移植の申し出があり，中部労災病院から愛知県がんセンター病院に最初の連絡を受けたのは6月4日午後5時であった。前述のごとく衆済会増子記念病院で移植手術を行なうことになり，患者NK君を転院させた。提供者である母親の手術は中部労災病院で正中切開で開腹したが左腎動脈が2本であることが判明し，右腎を摘出した。

われわれがイヌ動物実験において48時間単純腎保存に成功していた灌流液で灌流冷却し氷箱に入れて，救急車で衆済会増子記念病院に運ばれ移植された。全阻血時間は2時間50分であったが，腎血流再開2分後には尿の流出を認めた。免疫抑制剤はアザチオプリンとプレドニゾロンにシクロホスハミドの静注を使用した。拒否反応はあったが乗り越えた。蛋白尿と軽度の貧血があったので，移植後99日目に両側自己腎と脾摘を施行した。

その前に異様な骨X線写真を愛知県がんセンター病院に持って行き，放射線診断部に診てもらった。米国で放射線トレーニングを受けた桜井邦輝先生が腸骨の飛び出しをiliac hornと呼ぶことを教えてくれた。早速図書室で調べるとNail-Patella症候群とわかり，驚いたことにMinnesota大学のDr. J. Najarianが腎移植をしたとの論文を書いていた。結局われわれのNK君は世界で2例目となる可能性があった。この症例の詳細については日本医事新報1975年（昭和50年）1月18日号に発表した。

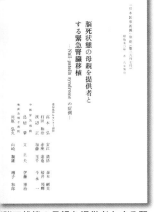

「脳死状態の母親を提供者とする緊急腎臓移植」日本医事新報，1975年1月18日号

移植直後に中日新聞と毎日新聞の2社を呼んで発表したら，他紙から大きく不満を言われたので，患者NK君退院時には全国紙4紙を呼んで発表した。それぞれに大きく報道してくれた。笑顔のNK君の写真が印象的である。

今回の経験から，今後拡大していく死体腎移植の時代に向け，愛知県がんセンター病院の限界を乗り越えるために，名古屋第二赤十字病院で移植センターを開設してもらうように努力を始めることになった。

中日新聞 昭和49年11月15日朝刊

息子を救った〝母の形見〟
脳死状態でジン臓移植　きょうNKさん退院

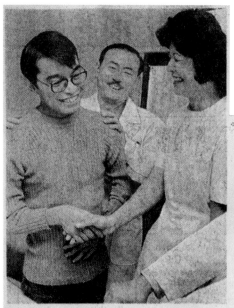

交通事故脳死の母親のジン臓を移植、医師、看護婦さんから励まされるNKさん（左）
―名古屋市中村区・増子病院で

六月四日、NKさんに移植した。当時、たとえ回復の見込みがないとはいえ、まだ心臓の動いている段階でのジン臓摘出は母親の死期を早めた恐れがある、との声もあったが、NKさんは術後二十五日目からしばらく悪化したほかは順調に回復。八月二十二日に愛知県がんセンターから増子病院（名古屋市中村区竹橋町）へ帰院し十五日の退院にこぎつけた。

退院を翌日に控えた十四日のNKさんは「食欲はあり過ぎるくらい」とすっかり元気。入院中、教え子の生徒が見舞にきてくれたり、京都の大学からかけつける予定との事で「希望者には移植はすべきだと思う。先生や看護婦さんには本当に感謝しています」と話す。

一方、主治医の高木弘・愛知県がんセンター第三外科医長はこの症例を日本腎臓学会で発表した。

こと六月四日、交通事故で脳死状態だった母親からジン臓移植を受け話題になった高校教諭が十三千例行われているが、脳死状態からの移植はこれが国内で初めてだった。「ジン臓を母の最大の形見と思ってがんばりたい」という言葉に病院関係者は温かい励ましを送っている。

この人は名古屋市熱田区千年町、愛知県立幸田高校教諭NKさん（三〇）。慢性ジン炎のため名古屋市港区の中部労災病院へ入院した。ところが五月三十一日、両親が見舞に来る途中、父親は即死、母親が交通事故に遭い、脳死状態が続いた。このため中部労災病院、増子病院（同市中村区）、愛知県がんセンター（同市千種区）の三病院医師がチームを組んで脳死状態の母親からジン臓を摘出、死状態の母親からジン臓を摘出、

五日、五カ月半ぶりに元気で退院する。ジン臓移植は愛知県で約職場復帰は来年四月になる予定だが、日常生活はすっかり平常。

毎日新聞 昭和49年11月15日朝刊

生き生き"母の形見"

腎臓もらったNKさん 元気にきょう退院
中村の病院

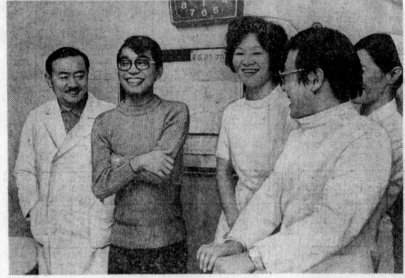

「退院おめでとう」―医師や看護婦に祝福をうける NKさん＝左から二人目，左端は増子院長＝（増子病院で）

交通事故で脳死状態の母から腎（じん）臓をもらい、移植手術よく、約四カ月半ぶりの十五日、名古屋市中村区竹橋町の増子病院（増子和郎院長）を退院、社会復帰の第一歩を踏み出す。

NKさんは腎臓が悪く、五月三十日に名古屋市港区千年町の中部労災病院に入院、同三十一日に

立幸田高教諭）が術後の経過がよんで）―愛知県額田郡幸田町の県れた慢性腎炎の青年、NKさ

脳死の母から手術後の九十九日目には、体内に残されていた自分の悪い腎臓も取り出されて、元気を回復。十五日退院を迎える。

NKさんは「母から最大の形見を贈られたと思います。将来は書道で身をたてたい」と明るく話している。

十五日には弟のY君（三つ）の出迎えを受け、同市熱田区千年町の自宅に落ちつき、来春には再び教壇に立つという。

ころ「息子に腎臓をやりたい」と語っており、母の遺志を生かそうと六月四日、Mさんの腎臓は愛知県がんセンターの高木弘・第三外科医長らがNKさんに移植した。

M さんも脳死状態で中部労災病院に収容された。Mさんは日正面衝突され、父親は死に、母Mさんらは車で見舞いのため同院を訪れる途中、学生の暴走車に

した結果、近親者、医師が相談さんも脳死状態でした。

朝、父親のAさん（五）と母親M

すでに死者の臓器を利用する制度できるような医療センター体制をす。日本でも臓器移植を週一回は高木医師らは「もう、大丈夫で

臓器移植体制早く

が確立されている点を強く指摘している。

早く作るべきです」と、欧米では

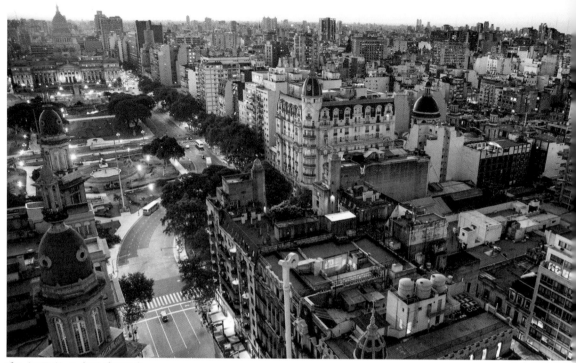

ブエノスアイレス（アルゼンチン）

6 二人の偉大なドクターの素顔 Dr. Rapaport と Dr. Starzl

Dr. Rapaport と Dr. Starzl はお互いに尊敬しあって仲がよかった。私が Colorado 大学病院のあるデンバーにいた頃（1969～1970年），Dr. Starzl はまだ43歳の若さで元気そのものであった。その頃「Dr. Rapaport と一緒ならニューヨーク市の Columbia 大学外科教授になってもよい」と言ったことを記憶している。また，Dr. Rapaport は苦労人で，数ヵ国後を自由に話せるとも言っていた。

移植免疫に打ち込んだ Dr. Rapaport

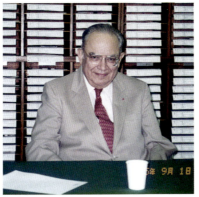
Dr. Rapaport

Dr. Felix T. Rapaport は 1929年（昭和4年）にドイツのミュンヘンでユダヤ人家庭に生まれ，1936年（昭和11年）にはフランスに移住し，第2次世界大戦中にはドミニカ共和国に移っている。そして 1945年（昭和20年）に米国に移り，New York 大学医学部を卒業している。そして，Dr. John M. Converse（第2回国際移植学会会長）に師事して，移植免疫の研究一筋に進んでいる。肝炎などに罹患したりしたが，フランスのパリに移り，Dr. Jean Dausset と共同で皮膚移植から人間の HLA の発見に貢献している。Dr. Dausset は 1980年（昭和55年）にノーベル賞を受けている。その受賞講演で Dr. Rapaport の功績にも言及している。

日本移植学会の招聘により両ドクター来日（1977年）

1977年（昭和52年）10月，第13回日本移植学会が千葉市で開催された。会長は千葉大学第二外科教室の佐藤 博教授であったが，実際には岩崎洋治助教授が取り仕切っておられた。特別講師として Dr. Rapaport と Dr. Starzl を呼ばれることを知り，早速私は学会後名古屋に来てもらうように手筈を整えた。名古屋の講演会場は栄の中心に近い中電ホールとし，ご両人の宿泊および歓迎会は名古屋観光ホテルとした。聴衆が少なくて失礼にならないように私の働いていた愛知県がんセンター病院（現・愛知県がんセンター中央病院の前身）・研究所だけでなく，名古屋大学第二外科教室の関係者，名古屋肝疾患研究会，多数の腎透析センターの先生方に案内状を出した。

　講演内容は，Dr. Rapaport が「腎臓移植と免疫」，Dr. Starzl が「肝臓移植の臨床」という専門的なものであり，同時通訳が一般的でない時代であったので，案内状にそれぞれ 1,200～1,300字程度の要約をつけた。最初の挨拶は恩師の愛知県がんセンター総長の今永 一先生にお願いし

た。司会をする私は敬意を示して礼服 (black tie) を着ることにしていた。

用心深く名古屋の準備をして千葉に乗り込んだ。まず Dr. Rapaport と Dr. Starzl に挨拶をしたいと宿泊予定のホテルに向かった。驚いたことに，騒然としていて千葉大学第二外科教室の移植関係者の顔が引きつっていた。後でわかったことだが，ホテルの部屋に案内された Dr. Rapaport が「こんな部屋には泊まれない」と文句を付けたので，急遽，東京のホテルオークラに代えて連れて行ったところで，Dr. Rapaport はいないというわけであった。名古屋では観光ホテルの特別室を予約していたのでほっとしていた。

Dr. Starzl は，いたって無頓着にしていた。久しぶりに会って Dr. Rapaport が東京に移った訳を話すと顔をしかめていた。いずれにせよ，千葉の日本移植学会は盛会に終了した。Dr. Rapaport は毎日東京から千葉に送迎されたことになる。

名古屋でも両氏を迎え臓器移植記念講演会 (1977 年)

名古屋での講演会は10月2日（日）の午後2時からで，新幹線の切符を用意していた。Dr. Starzl のもとに留学して帰国後，名古屋第二赤十字病院で腎移植のプログラムを開始していた打田和治先生に Dr. Rapaport を迎えに行ってもらった。私自身は，Dr. Starzl を当日の朝ホテルの部屋まで迎えに行った。Dr. Rapaport とは無事新幹線で落ち合えた。

名古屋での臓器移植記念講演会は400名以上の聴衆が来てくれて盛会に終了し，ホテルに移ってからの懇親会もなごやかなよい雰囲気であった。出席してくれた人たちから好評であったので，ほっとしていた。

名古屋の次は，大阪に行くことになっていて，大阪大学第一外科の広瀬 一先生（後に岐阜大学第一外科教授になる）と連絡をとっていたが，新幹線に乗せてくれればよいと言う。彼は海外生活が長く，世慣れしていると感心した。

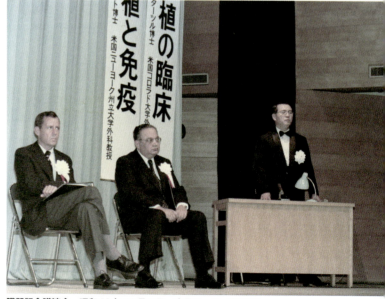

臓器記念講演会，昭和52年10月2日，中電ホール（名古屋）
Dr. Starzl（左），Dr. Rapaport（中）

Dr. Starzl も Dr. Rapaport も当時は飛ぶ鳥を落とす勢いの学者であり，かつ，大変な艶福家であったので，会議や懇親会が終わった後には日本の夜を案内させて貰った。詳細はここに記すことはできないが，私たちは懸命に彼らの要求を満たすべく苦労をした。彼らは大変喜んでくれた。このことなどにより彼らと私たちの間の距離が急速に縮まり，その後，以下に述べるような多くの協力や支援を受けることができたと考える。

苦労人の Dr. Rapaport

Dr. Rapaport は国際移植学会の創設に深くかかわり，council（理事）として35年間務め，1980年（昭和55年）第8回国際移植学会がボストンで開催されたときには会長であった。千葉でのホテルの件のときに「俺は国際移植学会の会長だぞ」と言ったと聞いている。その会長である Dr. Rapaport に私は大変親切にされ，長い間お世話になった。

　Dr. Rapaport は Transplantation Proceedings 誌の編集長を33年間務めており，彼の収入の一部にもなっていたようである。一時，Japan Chapter が設けられ，岩崎洋治先生が編集担当者をされていた。学会後，厚さが10cm以上ある重たい号が送られてきている。「日本には年長者に対する尊敬の概念があるからよい」と私の耳もとでささやいた Dr. Rapaport の言葉が忘れられない。私が開催した第6回国際異種移植学会（IXA）の抄録の掲載誌を決める際にも，Xenotransplantation 誌に掲載するのはどうかとの意見が出たが，私は Dr. Rapaport の Transplantation Proceedings に載せてもらうことに決めた。海外での学会で時間があると食事など一緒にどうだと誘われたことが2〜3回あるが，決まった時間になると必ず若い妻に電話をかけることを忘れなかった。とても優しい亭主であった。用心深く生きていて，観察力も鋭かった。近くの席に美人がいたのを私よりずっと前から気付いていた様子だった。移植医の仲間についても，種々注意をしてくれた。「彼は baby だから安心して付き合えるぞ」とか，「彼はお前の背後から刺す男だ」という具合であった。幾度か目に来日した際に，Canon のカメラをプレゼントした時には，子どものように喜んでくれた。

ブエノスアイレスでの移植講演会

1998年（平成10年），名古屋大学を退官して JR 東海総合病院（現・名古屋セントラル病院の前身）院長に就任したばかりの5月に，Dr. Rapaport からアルゼンチンのブエノスアイレスの講演会に出席せよとの強い調子の手紙が来た。演題は臓器保存と指定してあった。以前，南アフリカでの外科学会に招かれたとき，ブラジルのリオデジャネイロを

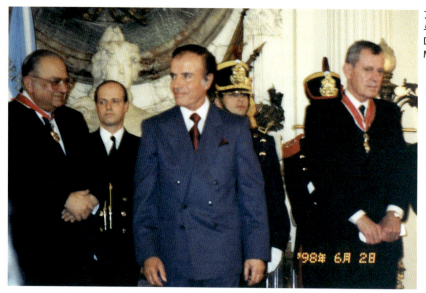

アルゼンチンの国家勲章を授与された Dr. Rapaport（左）と Dr. Starzl（右）．中央は Carlos S. Menem 大統領

経由したことがある。その当時，ベネズエラから教室に留学していた Dr. Isabella Otto さんがブエノスアイレスは良いと言ったことを覚えている。日本から最も遠いこの都市に3泊して，トンボ帰りすることになるが，行くことにした。

　アルゼンチンでは5月革命を記念する行事が毎年行われており，この年には Dr. Rapaport と Dr. Starzl が大統領から国家勲章を授与される式典が催され，それに伴って移植講演会が18名の講師によって行われることになり，私がその一人に選ばれたわけである。スライドは私の教室の黒川 剛先生（現・衆済会増子記念病院長）に頼んだ。私の講演内容について，いまは亡き Dr. Fritz Bach が，再灌流障害とその対策に時間をかけたことを指して，大変よかったとほめてくれた。おまけに彼

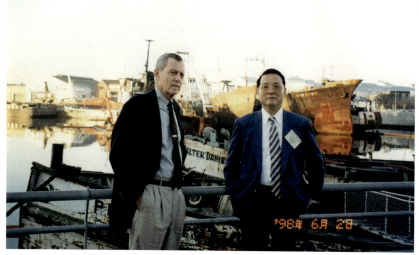

ブエノスアイレスの古い港で，Dr. Starzl と筆者

は，その昔このブエノスアイレスに恋人がいて何度も来たことがあるのだと打ち明け話まで添えてくれた。

　ブエノスアイレスは確かに整然とした立派な都市である。式典会場の宮殿もすばらしく，ホテルでのタンゴ演奏は予想以上の雰囲気であった。私は旅行ガイドブックを見て，タンゴ発祥の古い港町に一人で行ってみた。すると驚いたことにそこで Dr. Starzl にばったり遭った。彼はこの歴史的な港町について詳しく説明してくれた。

　Dr. Rapaport は，2001 年（平成 13 年）4 月に心臓冠状動脈疾患のため逝去した。美食家で少し肥満していたのが気になっていた。その直前の国際移植学会の council meeting に少しだけ顔を出して，家族とともにフロリダに行くとキャリーバッグを引きながら出て行く姿を見たのが最後となった。

浪花節的なところがあった Dr. Starzl

Dr. Starzl には 1969 年（昭和 44 年）7 月から米国 4 年目の 1 年間しっかりと指導を受けた。Dr. Starzl は土・日，祝日関係なく，デンバーにいる限り朝夕 2 回必ず回診をした。まだ 43 歳という若さで眼光鋭く，精悍そのものであった。手術は緻密で早かった。手術の助手をしていて，大切なところで手術器具を鉤に少しでも触れさせようものなら，「5 秒間休ませてやるから，その 10 分間しっかり静止させろ」と怒鳴られた。

　ある時の肝臓移植手術中に Dr. Starzl の手指が少し震えることがあった。その瞬間，Dr. J. Lilly が大声で「Dr. Starzl のような偉大な外科医の手指が震えるのを見るのは耐えられない。ただちに砂糖水を持ってこい」と叫んだ。看護助手が持ってくると，Dr. Starzl は素直にマスクの横からストローで砂糖水を飲ませてもらってから，手術を続けたことがある。肝移植手術は通常，夕方以降に始まることが多かった。ドナー，肝・腎のレシピエントなど手術室を 4～5 室占拠して朝まで続くスタイルなので，翌日の予定手術には大きな影響を与えた。病院の手術室は 15 室以上あったが，それでも予定の変更は避けられなかった。他科の外科系医師は出てきて，ああ今日もまた始まっているとあきらめてくれた。しかし，手術室の看護師長は必ず手術中の Dr. Starzl にひとこと小言を言いにきた。そんなとき，Dr. Starzl は腰を大きく延ばして「ああ腰が痛い」と挨拶を返していた。私は彼のポーズであると思っていたが，その後しばらくして朝の回診に来ないので驚いていると，昨夜，腰椎ヘルニアの手術をしたとのことであった。病室に呼ばれたのはそのときの肝移植レシピエント 1 名だったと聞いた。そして，次の日の夕方の回診にはきちんと現われた。私の受け持ちになる小児肝移植患者が入院してきた。脂質代謝異常で顔じゅうがいぼいぼであった。それを初めてみる私は，ま

さか感染するものではないだろうなと思って診察していると，気付かないうちに後ろにDr. Starzlがいて「Hiro，肝移植後いかに早く消えてゆくかしっかりみるように」と，私の心を見透かすように命令した。

　また，Dr. Starzlの出身地であるシカゴから彼を頼って腎移植にデンバーに来た親子がいた。残念ながら移植腎の部分梗塞を合併し，その部分を切除したが感染症を起こした。父親がやけになり深酒を飲んで警察に保護された。Dr. Starzl自身がもらい下げに行くのだ。「Hiro，俺の肩の上で（当の父親を）悲しがらせてくるから，患者の子どもの方をしっかり診ているように」と日本人でも驚くような浪花節的なところがあった。

　彼はまたヘビースモーカーであったが，ピタッと禁煙した。酒は好まないが求められるとカクテルのBloody Maryをよく注文した。いわゆる"美食家"ではなかった。音楽については鋭い感性をもっていて，驚くような批評を聴いたことが何回もある。睡眠時間は短いと聞いていて，読書家で博識であった。Dr. J. Lillyが回診のとき，3分講義を求めると快くどんなことについても話してくれた。その頃は自転車によく乗っていて，「遠乗りをしてきた」と，自転車を引っ張って病棟回診に現われたことも多かった。数多くの国から有名大学の教授が見学に現われたが，特別の優遇をすることはなく，通常の回診と変わらなかった。

　Dr. Starzlは名文章家で著述にはこだわった。論文の仕事を今夕始めると言われると，よくDr. Starzlの部屋に集まった。出だしの文章が重要となるが，さすがに英国出身のDr. G. R. Gilesの発案は多く採用された。Dr. J. Lillyはその次で，私はせいぜいどちらがよいか言える程度であった。Dr. G. R. GilesはDr. Starzlが読みそうな新刊本を先に入手して読むという努力をしていたようで，大したものだと感心した。要するに，Dr. Starzlの文章は名文でわかりやすい。帰国前にDr. Starzlの腎と肝の教科書を持って挨拶に行ったときには，快くサインをしてくれ，記念写真を撮るように肩を組んでくれた。

7 Dr. Starzl とステロイド

「臓器移植の父」の豊かな才能・感性

Dr. Starzl は "Father of the solid organ transplantation" とも称されるが，移植手術だけでなく，免疫抑制法の開拓にも積極的に貢献した。抗リンパ球血清（ALG），胸腺摘出術胸管ドレナージ，シクロスポリンのステロイド併用による安定投与，FK506 の臨床投与開始等と数えられるが，ステロイドに対する信頼感は大きかったと思う。

ステロイド大量療法

私がデンバーの Dr. Starzl のもとで 1 年間研修した頃（1969～1970年）はアザチオプリンが主体で，プレドニゾロンは 200mg 経口投与を併用し漸減するものであった。拒否反応の徴候が表れると，プレドニゾロン 1g（小児は 0.5g）を点滴静注する。Dr. Starzl はこれを bolus とか blast と言って指示していた。拒否反応の治療法としては，当時はこれしかないというのが現実であった。1 週間に 3～4 回くり返されることもあった。感染症などの合併症に難渋することも多かった。このように悪戦苦闘するのが常という中にあって，当時 3 歳の Miss Kimberly Hudson 症例は拒否反応がなく全く順調に経過し，Dr. Starzl は「Hiro, デンバーの肝移植はこんなものだ」と胸を張って言った。この症例は現在，肝臓移植後最長生存者とされる。

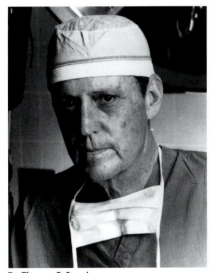

Dr. Thomas E. Starzl

移植病棟には腎臓専門医が一人派遣されていて，拒否反応のため移植腎摘出後の患者の透析等を受け持っていた。最初は英国人の Dr. Simpson で私も色々と教えてもらった。彼が帰国して，交代に来たのがフィリピン出身の Dr. Modecai Popovtzer であった。彼は熱心な男でプレドニゾロン 1g の点滴投与が健常者の腎機能にどのような変化をもたらすか検討したいと言い出した。Dr. Starzl は早速賛成し，自身も被験者になると，それを実行した。そして「これに加わった者は論文の共著者に名前を載せる」と宣言した。短期の訪問者の中にも加わった人がいたと思う。相当に勇気のいる情況であったが，Dr. J. Lilly と私は辞退した。論文は約束通り有名誌に掲載された。

ステロイドの副作用については，当時はあまりにも有名で，肥満，満月様顔貌，糖尿病，白内障，大腿骨頭壊死，そして感染症にかかり易いことなどがある。このため，Dr. Roy Calne はシクロスポリン単独使用にこだわり，大量のシクロスポリンを投与し，腎毒性などから成績は良くなかった。Dr. Starzl はステロイド併用でシクロスポリンの投与量を減じ，広く世界に広めることになった。

ガスクロマトグラフィーによるステロイド療法

1972年（昭和42年）6月に愛知県がんセンターで私たちが腎移植の臨床を開始したときも，免疫抑制にはやはりアザチオプリン，プレドニゾロンを使用した。拒否反応に対してはプレドニゾロン1gの点滴投与も行った。注意深く観察することで，一過性の高アミラーゼ血清が発生することを見つけて，英文論文とした[1]。また，愛知県がんセンター研究所の児玉光雄，稔子先生夫妻がガスクロマトグラフィー法でステロイドの解析をしておられたので，移植患者の尿を集めて分析していただいた。合成ステロイドのプレドニゾロンは全く別の領域にピークとして表れた。プレドニゾロン1gを投与すると，通常の副腎由来のホルモン分泌量は極度に抑制され，その回復は大変に緩徐で，数週間が必要であった[2]。

アザチオプリン，プレドニゾロンを主要免疫抑制剤とする時期には，色々な感染症に悩まされた。真菌感染症は特異的であるが，特に口腔内白癬症は多かった。この時期に製薬会社バイエルがくれた試供薬剤BAYは著効を示した。喜んで使用していると，尿の分析をお願いしている児玉先生が興奮して異常スパイクを発見し，それが免疫異常と関連すると解釈された。しかし，しばらくするとBAYの供給が禁止となった。つまり，本社がBAYがステロイド代謝に異常を来すことを知り，内服薬としての開発をあきらめたからだ。しかしその後，真菌症の外用薬クロトリマゾール（商品名エンペシド）として発売された。

Dr. Starzlの女性観

読書家で博識であり交際範囲も広かったDr. Starzlは，どんなことでも聞かれたら要領よくまとめて教えてくれたし，有名人のことも話してくれた。しかし，家族のことは話題にならなかった。一緒に働いたDr. G. R. GilesもDr. J. Lillyも知っている様子はなかった。私が日本に帰ってからしばらくして，離婚したとの話が入ってきた。あの仕事熱心さも一因ではないかと感じた。そして私は出席できなかったが，1978年（昭和53年）ローマ市での第7回の国際移植学会にDr. Starzlが黒人女性を同伴していたとの話が伝わってきた。その後に名古屋に来てもらうことになり，盛大な歓迎会等を企画した。ところが，仲間の内から黒人女性は具合が悪いのではと言い出し，デンバーに数年留学していた加納忠行先生の奥さんに黒人女性だけを伊勢志摩に連れ出してもらう計画を立てた。Dr. Starzl自身は，それより前に名古屋に来てもらったときに，私が家内を連れて伊勢志摩に案内していたからである。

私がDr. Starzlとその黒人女性Joyを名古屋駅に迎えに行った。初

めてお目にかかる Joy はすらりとしたカモシカのような細身の美人である。車中で Joy に「ローマに行ったし, 世界中を旅行できて幸せですね」と言うと, Dr. Starzl は「Hiro, お前は最も言ってはいけないことを言ってくれたな」と笑いながら言った。つまり, ローマに同伴したのは別の黒人女性だったのだ。Joy も知っていて, 笑いながら, 私ではないと言うので驚いた。ホテルに着き, Joy を伊勢志摩観光に案内する計画を話すと, Dr. Starzl は「Joy は一緒にいて欲しい」と言うので私たちの計画は御破算になった。料亭"河文"の大広間で今永 一, 近藤達平先生の出席を得て 30 名程の仲間で宴会が開かれた。無事終わってから, 今永 一先生が「Dr. Starzl は偉い。自分の業績には自信があるので同伴している女性には影響されないと考えているのだ」と言われ, ほっとしたことを覚えている。それで思い出すのが, 以前, Dr. Starzl と一緒に京都へ行ったときのことである。京都大学の教授の招きで有名な料亭に上がり, 恒例の舞妓さんの踊りを観せてもらったときの Dr. Starzl の感想は,「日本の男性はどうしてこのような immature な女性を誉めるのか理解に苦しむ」というものであった。日本の伝統的風習だと答えるしかなかった。

Dr. Starzl の自叙伝出版

Dr. Starzl の人柄やものの考えかたをもっと知りたいときには, 自叙伝が出ているので紐解いてみると良い。原著は"The puzzle people"といい, その日本語版も出ている。来日したときでも時間があれば手書きで原稿を書き, ピッツバーグのオフィス宛に Fax する姿が思い出される。Dr. Starzl 本人から, 米国ではランダムハウスから出版するが 5 ヵ国語で出したいので日本語版は責任をもつように, と私は言われていた。しかし, 5 ヵ国で同時出版したいとの希望は聞いていなかった。その頃私が世話になっていた医学書院や医歯薬出版の関係者に意見を求めると, 少なくとも 2〜3 ヵ月は待って米国での売れ行きをみた方が良いという返事で, 私と同じ意見であった。それでもと思い, ランダムハウスに直接問い合わせたら「自社からは出版しないことになった」との返事だった。それで少しゆっくりしていた。するとピッツバーグ大学出版局から出版され (1992 年), 日本でもほぼ同時に邦題『ゼロからの出発』として発売になると知って驚いた。日本版は, 岩城裕一先生が講談社に持ち込み, 精神科医で作家の加賀乙彦監修, 小泉摩耶訳で発売になった。定価 2,300 円であった。私は日本外科学会副会長選挙をひかえていたので, 350 冊は購入すると言った。Dr. Starzl は署名してやるから, まず送れと言ってくれた。それを全国の日本外科学会関係者に配送した。米国滞在が長かった外科医から是非とも原著を読みたいと言われ早速手配

した。Dr. Starzl は，5 カ国語すべての自叙伝の印税の全てを移植患者団体に寄贈したとのことである。

ノーベル賞と Dr. Starzl

Dr. Starzl は医学界の著名な賞はほとんどもらっているといわれている。アルゼンチン国家勲章（p36 参照）のような誉れ高い勲章を授与されたことも何度かある。

　問題のノーベル賞については私も大いに期待していた。しかし，Dr. Starzl は，あれは "discovery" に与えられるものだからとあきらめている様子もあった。それでも，弟子の一人である Dr. Carl Groth が選考委員になったことは話してくれた。腎移植で Dr. J. Murray が受賞したときは大きな機会であったが，Dr. Roy Calne が一緒にもらうことを望まなかったせいだとも話してくれた。

　日本国際賞（Japan Prize）については，人工腎臓開発の Dr. W. J. Kolff が早い時期に受賞しているので，私の力にかかっているように期待された。対象は 2 分野であるが，毎年微妙に変わった。賞金はノーベル賞とほぼ同額だ。私は事務局に出向いたり，選考人となりそうな人と面会し，Dr. Starzl を私なりに売り込んだ。私自身が推薦人の一人となっているので，毎年資料が送られてくる。募集分野の説明が書かれているが解釈が難しいことが多い。2 回程私自身が書いて Dr. Starzl の業績や，わが国の移植医がいかに多数世話になったかを強調したが駄目だった。

　この賞を巡っては，こんな一幕もあった。Dr. Paul Terasaki が日本の誰かに推薦されて Dr. Starzl に推薦文を依頼した。早速 Dr. Starzl から私に連絡がきたので募集文を送ると，今度は，これこそ俺のためではないかと Dr. Starzl が言い出したので，用紙を送った。著名な友人と共同作業で書かれたものが来たので，事務局に送ったが受賞にはならなかった。その後も毎年，日本国際賞の書類は注意深く目を通している。数年前，藤堂 省先生（北海道大学名誉教授）が，対象になるといって Dr. Starzl を推す文章を提出したということもあった。なかなかの名文の力作であったがうまくいかなかった。

　京都賞はさらに毎年の対象範囲が狭くなる。一度 Dr. Starzl を推したが受賞とはならなかった。

Thomas E. Starzl Transplantation Institute 設立

Dr. Starzl は俗にいう金持ちではない。車はホンダのシビックに乗っていたし，自宅が豪邸とは聞いたことがない。かなり前の話であるが，アラブの王様から金のメダルをもらい，日本で換金するのが一番良いといって持ち込んできた。厚さ 3cm，直径 30cm もある見事なもので，重

さも相当なものであった。日本の税関をどのように通過したのか不思議に思った。早速，私の仲間が専門店に持って行った。結果はメッキで中身は銅ということで，Dr. Starzl とともに本当にがっかりしたことを覚えている。許斐康熙先生の話によると Dr. Starzl はその後，九州に行った折にもこの金メダルを出し，買取専門店に持って行ってメッキと確認したとのことであった。

　しかし Dr. Starzl の研究資金は豊富だったようである。NIH とのパイプは太く，デンバーの頃から審査委員をしていた。若いときから，VA Medical Center の奨学金をもっていた。デンバーでは VA Medical Center は同じキャンパスにあった。ピッツバーグに移動しても，VA Medical Center を大切にし，少し離れていたがなるべく行くようにしているとも言っていた。Dr. Starzl 自身が基金をもっており，有名人の患者や事業家でもあった Dr. Paul Terasaki など多数の人達から寄付を受けていると聞いた。

　Dr. John Fung を Thomas E. Starzl Professor に任命した。前から知りたかったので尋ねたら，大学にその給料が利子で支払えるだけの金を積み立てるとの答えであった。その後，Dr. Fung は Cleverland Clinic にスカウトされてしまった。誰を後任にするのか気にしていたら，驚いたことに自身の名前が冠された Thomas E. Starzl Transplantation Institute の誕生を知らされた。さらに大きな金を積み立てたことになる。米国にはもともと定年制はないが，Dr. Starzl は終生の任命権者となった。

　Dr. Starzl が最後に名古屋に来てくれたのは藤堂 省先生の計らいであった。Joy 夫人同伴であり大歓迎した。その時，少し太った様子なので尋ねたら，少量のステロイドを内服しているとのことであった。

　2016 年（平成 28 年）3 月にピッツバーグで 90 歳の誕生祝いが行われ，300 名以上が出席した盛大なものであったとのことである。名古屋大学昭和 54 年卒でマイクロサージャリーの技術を身につけて Dr. Starzl のもとに長年留学していた村瀬紀子先生が出席した。そのときもらった写真では Dr. Starzl は元気で，眼光は鋭いが少しステロイドの影響が出ているようにも見える。Joy 夫人も幸せそうで嬉しいことであったが，2017 年 3 月 4 日ご逝去された。

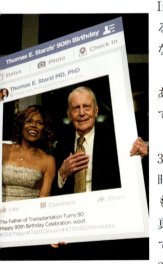

. Starzl と Joy 夫人．90th Birthday

【文献】
1) H. Takagi et al: Asymptomatic Transient hyperamylasemia after a large intravenous dose of steroid hormone. Am J Surg 133(3): 322-325, 1977.
2) 髙木弘他：腎臓移植患者における尿中ステロイドホルモンのガスクロマトグラフィーによる分析．腎と透析．6：63，1979.

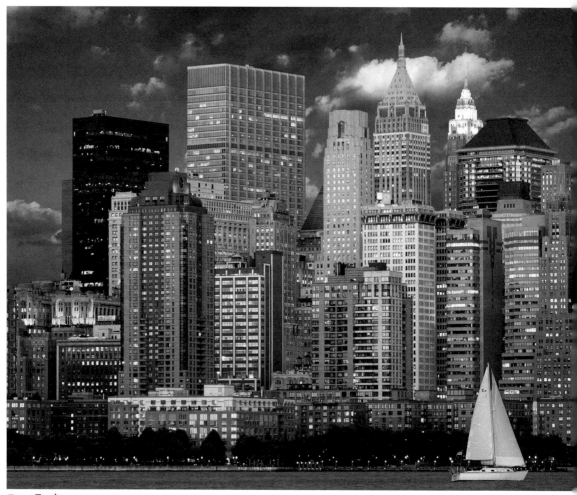

ニューヨーク

8 スーパー外科医たちとの時空を超えた交流
Dr. Gerald P. Murphy と Dr. George E. Moore

　私が最初に腎移植手術の助手を務めたのは，Dr. Gerald P. Murphy の手術に入ったときであった。ニューヨーク州バッファロー市にある Roswell Park Memorial Institute（RPMI）にその前年，副所長兼泌尿器科部長として鳴物入りで Dr. Murphy（1934年生まれ）が乗り込んで来たのである。十数台の透析機をもつ透析センターと腎移植プログラムが始まった。1968年（昭和43年）のことであった。

　その当時，私はRPMIの外科レジデント4・5年生プログラムの後期にいた。もうデンバーのDr. T. E. Starzlのもとで肝移植の臨床医として働くことが決まっていた時期である。私は予定を変更して，最後の3ヵ月には泌尿器科を選び，手術に入ることになった。膀胱全摘出術，回腸導管膀胱造設術は，後に私の仕事の柱となる進行直腸癌に対する骨盤内臓器全摘術を実施する自信をつけてくれた。

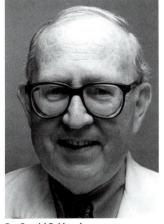

Dr. Gerald P. Murphy

　Dr. Murphy は気性の激しい人で，手術中にわめき散らすこともあった。しかし私はこの人にその後，大変お世話になるのであった。彼は有名なボルチモアの Johns Hopkins 大学で chief resident を終えており，肝臓移植で世界的に有名であった Dr. Starzl は何かトラブルがあって Johns Hopkins 大学の chief resident になれず，フロリダに移っている。そのことを指して "He was nothing" と私に語ったこともある。

ニューヨーク市での生活

　そもそも，私がバッファローに行ったのは米国留学2年目からである。1年目はニューヨーク市の現在は St. Luke's-Roosevelt Hospital Center 外科レジデント3年生として採用されて単身乗り込んだ。ECFMG試験は通っていたが，言葉の壁は大きかった。この病院は東京の聖路加国際病院の総本部にあたり，看護師の交流プログラムがあった。3年生のレジデントは自由選択の年で，私には外科研究が与えられていた。病院には日本人医師はおらず，私が最初のレジデントであった。担当責任者は心臓外科医のDr. Colin MacCordで，Starr-Edmond 球形弁置換の専門家として招かれて間もない立派な人格者であった。私は外科の回診，会議には必ず出席した。台湾人麻酔医のすすめで，病院に近い Park North 病院で当直の moonlighting を始めた。実力もつき収入も増えた。自動車の運転免許証をとり，新車に近い車も購入した。1966年（昭和41年），私が31歳のときである。St. Luke's 病院は確かに豊かで立派

だが，体制ができあがっていた．RPMIは独立した外科4・5年生プログラムを持っていた．

バッファローに移動して

RPMIは癌を専門とする州立病院であり，最近はMemorialをCancerに変えてRPCIと呼ばれている．医療費は無料とし，ニューヨーク州以外からも患者を積極的に受け入れていた．

RPMIでは，Dr. George E. Mooreが第5代所長のときに，私の前任の近藤達平先生が1957年（昭和32年）から3年間留学して実績を上げられた後，日本人の研究者が急速に増加していた．今永 一先生が第64回日本外科学会会長の時，特別講演にDr. Mooreを招いている．

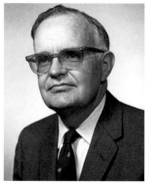

Dr. George E. Moore

私が家族を日本から呼び寄せてバッファローへ移動したときには，所長はDr. James T. Graceに代わっていたが，Dr. Mooreの勢いは強大で，リンパ球のタンク培養を行なっていた．RPMIの名の付いた培養剤は現在も使用されている．Dr. Mooreは，将来大統領になると言われていたニューヨーク州知事で大財閥のMr. Rockefellerの主治医であり，自家用機で州都オールバニの間を往来していた．また，緑色の手術着の上に白衣を着る姿で研究所と病院の間を移動していた．

RPMIの4年生外科レジデントは2ヵ月毎に6部門を回り，5年生は3ヵ月毎に4部門を選んで回るというものであった．米国人もいたが，大部分はインド人とフィリピン人であった．救急外来と当直の副業も彼らと互角に続けることができた．研究部門には多数の日本人がいて，名古屋大学第二外科から3名いた．日本人の面倒を見る"村長"は八木康夫先生で，私が呼ばれて薬の処方箋を書くということになっていた．

Dr. Mooreの下にはDr. Sigmond H. Nadlerがいて，進行した癌患者の間でリンパ球療法を行なっていた．その実際はと言えば，患者の肢静脈から500mL採血して別の患者の細切した腫瘍と培養して，2週間ほどすると，ドロドロのリンパ球液となるので，それを肢動脈から末梢に向けて注入する．発熱等の副作用はよく発症した．その後，計測できる腫瘍の大きさの変化を正確に観察するわけである．このリンパ球療法はノーベル賞に価するものだと言われていた．

そしてバッファローからデンバーへ

私がバッファローに移って間もなく，Dr. Starzlが肝臓移植してから3例が1年以上生存したと発表した．私は直ちにDr. Starzlに手紙を書いたが，今は希望者が多くて難しいと返事が来た．その頃Dr. Mooreのタンク培養のリンパ球をDr. Starzlが研究している免疫抑制剤抗リンパ血球の抗原に使えないかと，Dr. Starzlの助手であるMr. Paul Taylor

がバッファローにやって来た。早速面会し，私の希望を伝えた。間もなく Dr. Starzl から，1969 年（昭和 44 年）から採用するとの手紙が来た。私は Dr. G. P. Murphy の泌尿器科にローテーションをすることを決めたが，その前にバッファローからそれほど離れていない Cleveland Clinic を 1 週間訪問した。中元 覚，能勢之彦，許斐康煕先生のお世話になった。中元先生の透析療法は臨床に即したものであり，良い勉強になった。泌尿器科主任の腎移植手術を観たし，開始されたばかりの心臓カテーテル法も見学させてもらった。

　ナイアガラの滝は有名で日本人訪問者も多かったが，私は臨床関係者として免除されており，個人的知人のみとなった。そのナイアガラに行く途中に RPMI 培地の製造工場があった。

特別強大な Big Surgeon だった Dr. Moore

Dr. Moore はミネソタ州出身で（1920 年生まれ），Minnesota 大学で学位を取得している。脳血管造影の仕事でノーベル賞候補になったことがあると聞いている。手術は上手で勉強になった。私の家内の虫垂炎の手術をしてくれたが，白血球数の測定を繰り返して推移をみるという慎重なものであった。

　Dr. Moore は若くして RPMI 所長に迎えられていたが，そのとき，彼の構想を取り入れた施設の拡大計画が作られていたとのことである。所長を Dr. Grace に譲っても所長室は Dr. Moore がそのまま使用していた。特別に強大な Big Surgeon であった。

　ところが，私がデンバーに移って 1 年近くが過ぎ，日本に帰る準備をしかけた頃に Dr. Starzl から，Dr. Moore がデンバーに移って来ると聞いて，本当に驚いた。Dr. Starzl は Dr. Moore の業績をよく調べて知っていた。Dr. Moore が医師会向けの講演のためにデンバーに来ると聞いて出席した。夕方と夕食後の 2 部に分かれていて，第 1 部は学問的なもので，第 2 部はくだけたものであった。要点は癌治療におけるリンパ球培養の役割，タバコと発癌の関係，そして宇宙開発のためにロケットを飛ばす費用で医学校が 3〜4 校できるというものであった。Dr. Moore はその日の最終便でバッファローに帰ってしまった。

　私がデンバーを離れて帰国するのと入れ替わりに Dr. Moore は市の中央に所在する

Dr. G. P. Murphy を迎えて催された講演会．
1983 年（昭和 58 年）

Denver General Hospital の外科部長（Colorado 大学外科教授）として着任している。

いずれにしてもバッファローの RPMI で何か大きな権力の争いがあったことがうかがえた。所長の Dr. Grace 自身に何か変化があり，副所長の Dr. G. P. Murphy が実権を持っていたようである。Dr. Murphy は 1975 年（昭和 50 年）には正式に RPMI の第 7 代所長となっている。

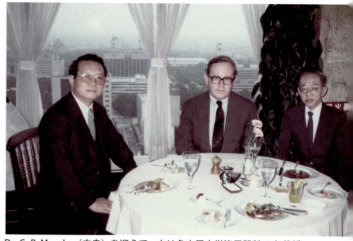

Dr. G. P. Murphy（中央）を迎えて．右は名古屋大学泌尿器科 三矢教授，左は筆者．1989 年

Dr. Murphy の来日（1983 年，1989 年）

国際会議に出席するために森本剛史先生，打田和治先生とともにバッファローを訪問した際には，Dr. G. P. Murphy はわれわれを丁重に接してくれて，上流社会人の利用する Buffalo Club に案内してくれた。

Dr. Murphy の研究テーマは前立腺癌であり，現在広く用いられている PSA 検査の開発には大きく大きく貢献している。

彼は The Prostate, Journal of Surgical Oncology, Seminars in Surgical Oncology という 3 つの雑誌の責任者をしていた。私が業績を充実させるために英文論文を書いたときのこと，他誌では掲載採用の通知まで相当の時間がかかるものであったが，早々に Journal of Surgical Oncology 誌から "received, reviewed and accepted" と返事が来たことは大きな喜びであった。期待に応えるよう立派な論文を送ろうと努力した。また，名古屋大学第二外科教授になってから 3 回程 Seminars in Surgical Oncology 誌の guest editor にしてくれたので，教室員を刺戟して英文論文を書かせたものである。

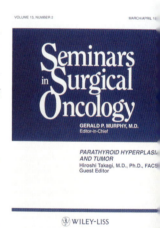

Seminars in Surgical Oncology

Dr. Murphy は RPMI の所長を 10 年務めた後，アトランタ市に本部がある UICC（Union for International Cancer Control）の所長に栄転した。私は Dr. Murphy から公衆衛生分野の専門家を探していると言われ，名古屋大学教授から愛知県がんセンター総長になられた青木國雄先生を推薦した。青木先生は期待通りの立派な仕事をされた。

1989 年（平成元年），愛知県がんセンターの太田和雄先生が会長をされた第 27 回日本癌治療学会で，主要の特別講演者が急に来られなくなり，Dr. G. P. Murphy が候補になり，私に交渉の依頼がきた。彼は無理を押して来名してくれ，"Global cancer control for developing countries" の題名で立派な講演をしてくれた。夫人も同伴していたの

で私はミキモトの真珠ネックレスを贈呈して喜ばれたことを覚えている。

前後するが，UICC は WHO (World Health Organization) に対抗したものであり，Dr. Murphy は米国癌学会の主要役員であった。私が本部を訪問したとき，空港にあの大きなリムジンで迎えに来てくれたのには驚かされた。アジア癌会議を握っていて，日本で開かれるときには必ず講演にきていた。

写真家 Dr. Moore

Dr. G. E. Moore はロッキー山脈の中腹に住宅をもち，デンバー市街を含めて広大な平野を見下ろすことができた。山を歩いて鉱石を探し，自宅の研磨機で宝石のように磨き上げた石を多数見せてくれたことがある。アイスホッケーを楽しみ，肋骨を折った話もしてくれた。研究生活は続けており，近藤達平先生の指示で留学していた山内晶司先生の話では，病院の地下に研究室があり 15 名程の職員と癌細胞の培養をしていたとのことであった。私には病院には車で簡単に行けるといっていた。また，Dr. Starzl のもとで私と一緒に働いていた Dr. John Lilly がもともとの小児外科専門にもどり教授になっていたが，あまり熱心に Denver General Hospital に来てくれないと不満を口にしていたのを覚えている。Dr. Starzl はピッツバーグに移っていて，Dr. Richard Weil が移植部門の責任者となっていたが，Colorado 大学病院は火の消えたように空虚に感じた。Dr. Starzl が全部もって行ってしまったと Dr. Weil は話してくれた。

Dr. G. E. Moore は近藤達平先生が 1983 年（昭和 58 年）日本消化器外科学会を開催されたとき，特別講演に招待されている。私が教授になってから来日されたことがあり，医師の間では写真家としても有名だと聞いていたので，Nikon のカメラを贈呈した。"Too much" と喜んでくれた。そして宿泊してもらったホテルから，朝焼けに影となった名古屋城の写真を送っていただいて，見事なものだと感心した。

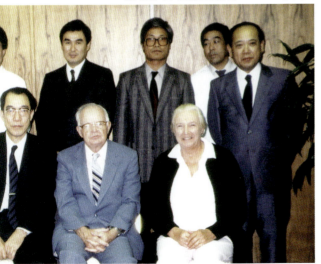

前列左から，近藤達平先生，Dr. Moore，夫人

偉大な両ドクターの晩年

Dr. G. P. Murphy は 1993 年（平成 5 年）に生まれ故郷のシアトルに移り，Pacific Northwest Medical Foundation（現・The Gerald P. Murphy Cancer Foundation）の理事長になった。1995 年（平

成7年）私が日本外科学会を開いた時，Dr. Starzlとともに特別講演に招待した。そのとき"New tests in the diagnosis of various cancers"の演題で，乳腺，大腸，前立腺の癌のマーカーの最新の知見について話してくれた。私がシアトルを訪問したときには講演する機会を作ってくれたし，丁重に接待してくれた。その他いろいろとお世話になったが，2000年（平成12年），学会に招待されてイスラエルにいたとき心臓発作で客死してしまった。

　Dr. G. E. Mooreは定年退職後も研究生活を続けていた。近藤達平先生の葬儀には追悼文を送ってくれた。しかし，2008年（平成20年），88歳で膀胱癌のため逝っている。

9 国際移植学会日本人 Council 第 1 号
世界的な移植学会はこのようにして運営されている

国際移植学会は第 1 回が 1966 年（昭和 41 年）パリで開催され，その後 2 年に 1 回，欧州と米国の都市で交互に開かれている。私がこの学会に出席し始めたのは，1980 年（昭和 55 年）米国ボストンで開かれた第 8 回からである。愛知県がんセンター病院にいて，免疫抑制剤アザチオプリンを使って腎移植に情熱を注ぎ込んでいた頃であった。旅行会社「三喜トラベル」が団体を組み，東京大学医科学研究所の稲生綱政先生を先頭に 20 名以上が一緒であった。サンフランシスコで 1 泊し，ボストンに乗り込んだ。九州大学の許斐康熙先生と同室させていただいた。このボストンでの開催時はシクロスポリンが臨床に使用されることを確かに感じとる機会となった。

私がこの学会の一般演題（シンポジウムと呼ばれる）の司会となったのは 1986 年（昭和 61 年）第 11 回ヘルシンキ学会のときであった。組織委員長の Dr. Pekka Häyry に頼まれて日本からの演題を多く申し込むことに成功したためだと思う。このとき，その昔 1969 年（昭和 44 年）から 1 年間 Dr. Starzl のもとでコロラド州デンバーで一緒に働いた Dr. G. R. Giles が会場で私に挨拶するためわざわざ現れたのは嬉しかった。彼は Leeds 大学の外科教授になっていたが，移植に関わっていないといっていた。私もその前年，名古屋大学第二外科教授になっていた。

第 15 回国際移植学会の京都開催とその後の"舞台裏"事情

1994 年（平成 6 年），第 15 回国際移植学会が京都で開催された。会長は Sir Roy Calne で，組織委員長は東京女子医科大学の太田和夫先生であった。京都という知名度もあり，学会は大成功に終わることができた。

しかしこの学会の中枢組織である council には日本人は誰もいなかった。それまでに立候補した人はいたが当選していなかった。Council は 12 名で，2 年に 1 回 3 分の 1 の 4 名が交代する仕組みになっていた。だから 1 つの施設から 2 名出ているところもあった。その上に会長，次期会長がいた。私は第 17 回モントリオールでの学会のとき，日本人として初めて council に選ばれた。国際移植学会の日本人会員は相当に多かったが，日本移植学会事務局は誰が会員であるかを把握していなかった。それをチェックし

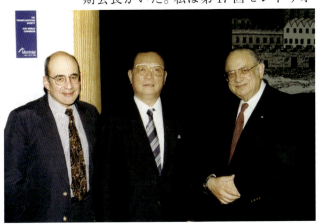

国際移植学会の第 17 回 World Congress にて，左から Dr. Oscar Salvatierra, 筆者，Dr. Felix Rapaport. モントリオール

てもらい，私の挨拶状を送ってもらった。その前年フランスのナントで，国際異種移植学会の開催地をめぐりシカゴと激戦の末，名古屋開催に勝利したこと（3参照）も良い影響を与えた。もちろん Drs. Felix T. Rapaport と Thomas E. Starzl の支援も大きかった。開票結果は正式には発表されていないが，Dr. Rapaport はしっかり知っていた。

私は名古屋大学を定年退官して JR 東海総合病院の院長になっていた。Council の会合は年 2 回，全員集まりやすい機会を選んで行われた。ビジネスクラスの飛行機運賃は学会が出してくれたし，私は努力して欠席しないようにした。大体よく知った人ばかりだったが，新しく加入してくる人もあり，Dr. Jeremy R. Chapman にどこの出身かと尋ねたが，タスマニアと聞いて驚いた。また，Dr. John Fung が council になって顔を合わせたときには，もっとピッツバーグの Dr. Starzl のもとに顔を出せと言われた。名古屋大学からは，岩月舜三郎，横山逸男，小池千裕，村瀬紀子と長期にわたって Dr. Starzl のもとへ学びに行っていたからである。3ヵ月から 1 年は，教官はもちろん，希望する人はほぼ全員が行っていた。

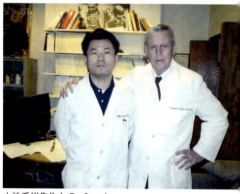

小池千裕先生と Dr. Starzl

ローマで第 18 回学会が開催される半年程前に，準備情況を見るということでローマで council 会合が開かれた。Dr. Carl Groth は，このホテルは少しこの会合には貧弱だと言ったが，組織委員長 Dr. Raffaelo Cortesini がローマの中心部にあるパンテオンの近くに手配したそのホテルは，私には便利であった。

私が第 5 回国際異種移植学会を名古屋で開いたとき，ローマでの学会の宣伝として，組織委員の旅行会社が企業展示ブースを買ってくれた。私は尊重して会長招宴にも出席してもらった。その旅行会社の女性は喜んでくれ，イタリアの観光地の大型ポスターを 20 枚以上くれたので自分の部屋に飾って楽しむことができた。

Dr. Carl Groth が会長に就任

第 18 回国際移植学会の会長は Dr. Oscar Salvatierra Jr. であった。次期会長を council から選挙することになり，Dr. Carl Groth が立候補したが，彼はまだ 1 期目で資格がないという理由で反対する者がいた。Dr. Groth は Dr. Starzl の愛弟子であり，ノーベル賞の選考委員にもなっていた。私にも積極的に Dr. Groth を推すようにと強い働きかけがあった。Dr. Groth が今回見送ると次は米国側になり 4 年待たねばならないことになる。Dr. Felix T. Rapaport も動き，Dr. Groth が選ばれた。対抗馬は Dr. Kathryn Wood であった。

学会そのものはローマの郊外の施設で行なわれた。印象が強かったのは，council を中心とする会長招宴が組織委員長の Dr. Cortesini の自宅を開放して行なわれた立食パーティで，その邸宅の広々とした豪華さには驚かされた。20 名以上が出席した。亡くなった Dr. Fritz Bach が第 3 回国際異種移植学会を開いたときには，全員の懇親会を自宅の庭園を開放してパーティを行なった。海岸の広大な芝生で 300 人以上が余裕をもって楽しんだことを覚えている。わが国では考えにくいと嵩の違いを感じる次第である。

　ローマでの学会の収支はトントンであったと報告された。その前のモントリオールの学会では相当の収益があり，それ以後，学会事務局を現在のモントリオールに固定して強化することになった。

　次の第 19 回は南米アルゼンチンでの開催が決まっていたが，政情不安のため急遽マイアミで開かれることになった。マイアミでの学会の council 会合が定刻を過ぎても始まらず，不思議に思っていた。しばらくして Dr. David E. R. Sutherland が議長となり，Dr. Groth が心房細動発作のため欠席して開始されることになった。

　国際移植学会は 2 年毎に，世界の有名都市を回って開催され，財政的にも悪くない。しかし，この間に米国移植学会が急成長した。もともとは遠くの海外に出張しにくい若い移植医のために Dr. Starzl たちが努力して設立したものである。要点は，どちらの方が多くを学べるかということである。これもあり，2006 年（平成 18 年）のボストンでの第 21 回国際移植学会は米国移植学会と合同して開催されることになった。相当時間をかけて議論された。登録費も安くして，全く対等の立場でとのことであった。このことに骨を折った中心的な人物は Dr. A. Benedict Cosimi である。

　マイアミの次はウィーンで開催されるが，私の council としての任期 6 年は切れることになり，日本移植学会でそのことを伝えて，京都大学の田中紘一先生と北海道大学の藤堂　省先生を推薦した。結果的には，田中先生が 4 年，藤堂先生が 2 年，そして大阪大学の高原史郎先生と受け継がれている。

　私は現在，国際移植学会の名誉会員になっている。

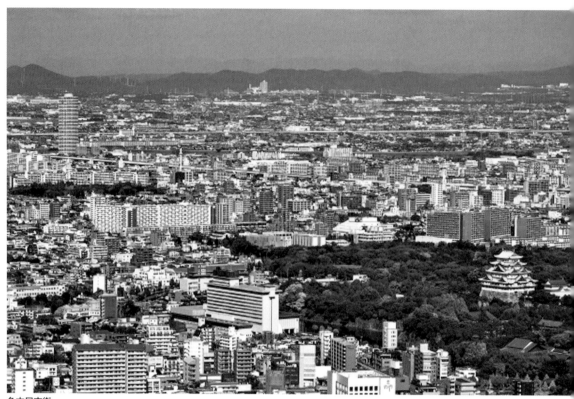
名古屋市街

10 地方腎移植センター第1号

愛知県腎移植体制の形成～名古屋第二赤十字病院を軸として振り返る

1970年頃から旧厚生省は腎不全対策の推進に着手し，70年代代後半には地方腎移植センターの整備を開始した。地方腎移植センター第1号として指定されたのは八事にある名古屋第二赤十字病院で，1978年（昭和53年）8月のことであった。その経緯を少し振り返ってみようと思う。

少し繰り返しになるが，1972年（昭和47年）6月に愛知県がんセンターで私たちは生体腎移植を始めていたが同院では死体腎移植症例に対応が難しいため，中村区の衆済会増子記念病院で行なうことになった（5参照）。米国留学中にバッファローで知り合っていた2級下の泌尿器科の小幡浩司先生が，中村区の名古屋第一赤十字病院で腎移植をするように勧めてくれたが，それは断っていた。その後，彼が八事の名古屋第二赤十字病院に部長として赴任し，再び私に，腎移植を始めないかと言った時には，確かに愛知県がんセンターに近く，私はその気になった。当時の富永健二院長に面会したいと言うと，彼は"部長の俺が良い"と言えばそれで十分だと話した。一兵卒に過ぎなかった私にとって地位の重みを痛感させられた。しかし，院長に会い快諾を得た。米国留学から帰国したばかりの打田和治先生に正式に職員になってもらった。

名古屋第二赤十字病院で生体腎移植開始（1976年）

そうした経過があって，1976年（昭和51年）12月，名古屋第二赤十字病院で生体腎移植を開始した。私たちの症例としては30番目に当たるものであった。病院にはその前年に6床の集中治療室（ICU）があった。名古屋市立大学麻酔科 青地 修教授の申し込みにより急速に増床したもので，私たちも移植後の肺合併症では大変お世話になった。大学のICUが術後管理が主体であるのに，いろいろな症例を引き受けていた。麻酔教室に愛知県産婦人科医会会長の子息がいた。まだ個人の開業医のもとでお産をする時代であったので，救急時の補完体制を受け持っていた。麻酔医局員は全員，自分の車の内に救急医療機器を持って飛んで行くと聞いている。部長は宮野英範先生で気の強い人であった。スタッフは大学の医局と自由に交流していた。そのうちの一人が，現在の院長石川 清先生である。

第三代病院長 富永健二先生の手腕で拡大

そもそも名古屋第二赤十字病院は1914年（大正3年）に日本赤十字社が結核撲滅のために八事療養所として開いた施設であり，1950年（昭和25年）に病院昇格を目指して改築し，現在の病院名となった。その頃の名古屋の八事は死体火葬場として有名で，煙が出て風の向きによっては臭いがすると言われた場所であったが，電化により煙がなくなり，今や名古屋の高級住宅街となっている。1958年（昭和33年），第三代

病院長になられた富永健二先生は柔軟な思考力で新しい企画に対応し、病院を拡大された。文字通り"うなぎの寝床"と言われた平屋の結核病棟を順次改築されたので、建築工事を常にやっているという状態が続いた。32年以上、富永院長は務められたが、それを副院長の広瀬庸俊先生が支え続けられた。移植症例数が順調に増加し、血液浄化センターを拡大する提案をしたとき、愛知県小久保幸雄衛生部長、広瀬副院長、森田明男事務長と4人で仙台社会保険センター病院に見学に行った。東北大学 田口喜雄先生の仲介によるものである。確かに広大な透析センターで、当時"天皇"と言われた関野 宏先生が統括していた。

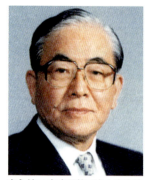

富永健二 名古屋第二赤十字病院元院長

腎移植病床とともに透析センターが計画された。このように名古屋第二赤十字病院が急速に拡大していくのに対し、地域の医師会会員の中には横槍を入れる人がいた。早速、名古屋大学第二外科の先輩で当時名古屋市医師会会長をしていた斉藤四郎先生に会い、対策をお願いした。名古屋第二赤十字病院が国会議員選挙で野党候補を応援していることを指摘され、富永院長にその旨を伝えて了解を受けた。その次の選挙では自民党の水平豊彦氏の事務所の開設式に出席していただいた。水平氏は自民党副幹事長となられて活躍された方である。

臓器移植発展のために集い議論した人々

その頃"わが国の臓器移植をいかにして発展させるか"をテーマに意気盛んな連中が、東京の新橋駅前の横浜倉庫株式会社の事務所に集って議論した。旧厚生省からは担当の課長補佐が必ず出席してくれた。医師の小林秀資氏から名古屋大学出身だと自己紹介されたのはこの会であった。彼は国会議員になる気持ちがあり、故人となった水平豊彦氏の未亡人に面会させたが、旧厚生省における地位が局長、審議官と出世して、国会に出ることはなくなった。移植医としては東北大から田口喜雄、東京大学医学研究所の大平 修、東京女子医科大学の太田和夫、東間 紘、北里大学の内田久則、遠藤忠雄、千葉大学の雨宮 浩、京都府立大学の中根佳宏、大阪大学の園田孝夫、広島大学の土肥雪彦の諸先生が思い思いに集った。そして脳死問題、移植センター、ドナーカードやコーディネーター等のことを議論した。

国立移植センターは旧・国立佐倉病院（現・聖隷佐倉市民病院の前身）に決まっていた（1977年指定）。実際に見学に行き、疑問に思うところもあったが、要するに各地の国立結核療養所がその役目を終えたので次に何を主体に病院の目標とするかを旧厚生省が尋ねたとき、全国で唯一移植と答えたのが佐倉病院だったのである。千葉大学 岩崎洋治先生のグループの先見性がある。また、千葉大学から多数の人材が旧厚生省に送り込まれていたのも事実であった。

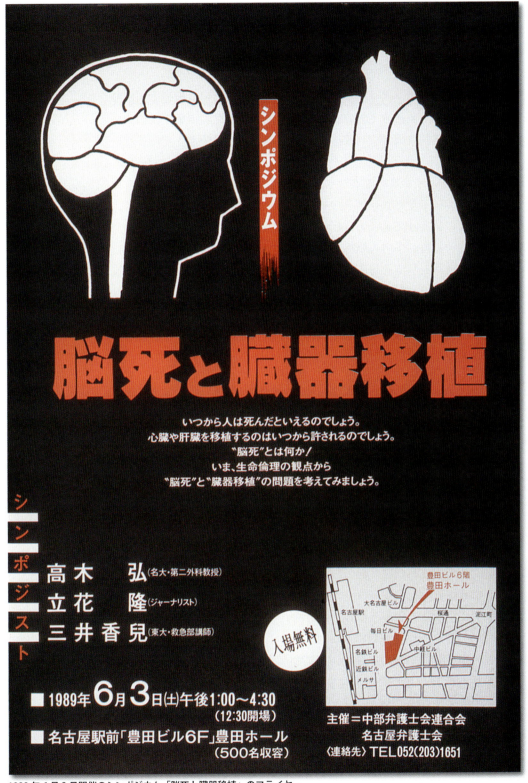

1989年6月3日開催のシンポジウム「脳死と臓器移植」のフライヤー

国立東名古屋病院は第一内科神経グループの影響から難治性神経疾患と答えており，現在は脳卒中リハビリセンターとして頑張っている。

地方腎移植センターの指定をめぐる展開

次に，地方腎移植センターを年に1ヵ所ずつ指定したいとの提案が旧厚生省から示されて色めき立った。旧厚生省の一般会計の事業で，国公立病院でなく，病院3団体（日本赤十字社，済生会，掖済会）が望ましいとの話も出た。

当時愛知県はライオンズクラブが行動目標に掲げてくれたこともあり，ドナーカード登録数が群を抜いて多かった。私自身も各地のライオンズクラブに招かれて講演した。

県医師会を説得して名古屋の中心，栄にある県医師会館講堂で一般市民向けにシンポジウムを毎週日曜日に4週連続開催してもらった。身近に感じる医療テーマで"試験管ベイビー""救急医療""がん治療"を混ぜ込ませたが，毎年必ず脳死問題を取り上げてもらった。論客には有名人や各新聞社の代表を招いたので反響は大きく，盛会であったが，医師会の担当者が「疲れる」と言い出し，数年で終わった。

脳死問題をめぐりジャーナリスト立花 隆氏と論戦

私自身も脳死問題のシンポジウムに引っ張り出された。対抗する反対論者はジャーナリストの立花 隆氏であった。私はわが国から多数の人が心臓や肝臓の移植を求めて米国やオーストラリアに渡航している現実を強調したが，正面からの応答はなかった。

わが国の脳死問題に関しては法律をつくる方向となり，思わぬ長い時間がかかった。フランスの移植医 Dr. Jean-Michel Dubernard は自分自身が国会議員となり自国の脳死・臓器移植に関する法律の成立に努力した人だが，来日した際，数人の国会議員と会った後に私に「この程度ではとても難しいぞ」と言ってくれた。それでも，愛知県医師会からは宮崎秀樹氏が参議院議員となり，精力的にわが国の脳死・臓器移植に関する法律[1]の成立に努力してくれた。

地元の中日新聞の社説に脳死・臓器移植に反対の意見が載ったので，私は本社に乗り込み数人の論説委員を前にして脳死の必要性を強調した。名古屋大学教授になっていた頃であった。社説に文句を言いに来た人は初めてだったそうで，面食らわれるとともに，それ以来反感を持たれてしまったようである。

いずれにしても，愛知県は死体腎移植提供者が全国で最も多く，年40例を超えたときがあった。文句なく地方腎移植センター第1号は名古屋第二赤十字病院であった。しかし地元には社会保険中京病院（現・

独立行政法人地域医療機構推進機構中京病院）があり，愛知県方式に功労があり，政治力があることで知られた病院長 太田裕祥先生がいた。私が愛知県がんセンターで腎移植を開始したときには太田先生に挨拶に行ったし，成功例が続いてしばらくすると"腎移植手術だけ"やりにきてくれないかと頼まれた。上司に相談したが反対され辞退した。その後，6年後輩になり私の勧めでデンバーのDr. Starzlのもとで活躍しておられた岩月舜三郎先生が永久パスポート取得のため帰名しており，中京病院で腎移植を開始していたのである。私は太田院長に面会して，旧厚生省の一般会計の事業だからと説明したが，機嫌の良いはずがなかった。

地方腎移植センター第1号となり体制充実化

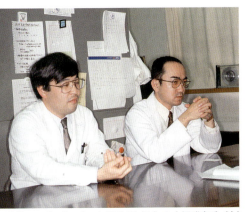

移植コーディネーター加藤 治氏（左）と大塚雅喜氏（右）

名古屋第二赤十字病院が地方腎移植センターに決まり（1978年），国から助成金2,000万円近くが支給されたのに加え，愛知県からはその倍額の追加助成があって，透析センター，HLA検査をもつ移植センターが完成した。常勤ドナーコーディネーターとして加藤治，大塚雅喜君の2名がおり，透析センター技術長には移植を受けた五藤輝彦君がいた。移植医も次第に増え，名古屋大学第二外科とは自由に交流した。HLA検査には加村弘美さん，翌年には赤座達也先生が愛知県がんセンターから移動した。

富永健二院長およびその後の歴代院長の功績

富永健二院長は1941年（昭和16年）名古屋大学卒業の内科医で，小松島日赤（現・徳島赤十字病院）から栄転されている。私自身いろいろのことを教えていただいた。「新しい医師を名大医局に頼みに行くと20番以下がくるが，名市大医局に行くとそのときの1番がきてくれる」と言われた。名古屋大学教授会から学友大会の会長をお願いしに行ったが，最初は辞退された。それでは中村の第一日赤（現・名古屋第一赤十字病院）院長になりますよと話すと，「それならばやる」と答えられた。対抗意識があったのだが，今では明らかに中村日赤を抜き，名古屋大学医学部附属病院・名古屋市立大学病院を超えて中部地方で一番の病院になっている。

　私は全く知らなかったが，胆石があり，観察されていたそうだ。そして進行した胆のう癌が見つかったとのことであった。1990年（平成2年）に退職された後のことでお会いする機会が少なくなっていた。早く知っていたら腹腔鏡手術を強くおすすめしたと思う。

　富永院長は私を高く評価してくださった。愛知県がんセンターの頃か

ら顧問にしていただいていた。私は名古屋大学教授時代に3ヵ所から顧問料をいただいていたが，退官してJR東海 名古屋セントラル病院長になってから2ヵ所は中止されたが第二赤十字病院からだけは振り込まれていて，感謝していた。富永先生が逝かれてから，仲間の打田和治先生が，辞職願いに署してくれと現われたときには驚いた。要するに，富永先生は「俺の目の黒い内は高木に払え」と言い遺されたとのことであった。敬意を表する次第である。

　赤十字の名前もあり，名古屋の資産家からの寄付も多い。桑山講堂はいろいろの会議に利用させていただいた。古川為三郎図書室も立派だし，本館の5基のエレベーターは私も関係した透析患者の西村仁・照夫妻の寄付によるものと金板が打たれている。本館最上階の加藤化学記念ホールは固定席のゆったりしたものである。新しく建てられた現在では客席の椅子が可動式の大ホールが作られている。

　富永院長の頃は病院拡大には敷地が狭いと悩んでおられ，4基の立体駐車タワーが建築された。次の栗山康介院長になると突然，南に隣接するステーキレストラン"トニオ"が土地を売りに出し，さらにその南に"YYY"という広い施設が土地を提供して，病院の南には広大な駐車場が確保・運営されている。柳 務院長そして現在の石川 清院長と病院の財政は向上した。2014年（平成26年）には名古屋第二赤十字病院創立100周年の祝賀会が盛大に開催された。

　腎移植は急速に症例数を増し，打田和治先生のもとで年間100例を超えるほどになった。そして渡井至彦先生にバトンは受け継がれて，さらに鳴海俊治先生が加わり前進している。

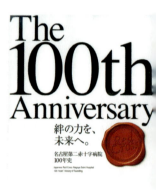

名古屋第二赤十字病院100年史

　腎移植のレシピエントの会"朋友会"は毎年数々の行事を行なっている。特によく知られている慰霊祭は，初期には八事の興正寺で行なっていたものが狭くなり，最近は覚王山日泰寺で行なわれており，全国組織の行事に組み込まれている。私たちのレシピエントの山本 登氏は日本移植者協議会の会長に選ばれている。

【注記】
1) 脳死・臓器移植に関する法律：脳死状態になった人からの臓器提供（臓器移植）について定めた法律「臓器の移植に関する法律」のこと。1997年に成立・施行された。通常，心停止を人の死とするが，臓器移植を前提とする場合にかぎり脳死を人の死とした。また，臓器売買を禁止することも盛り込まれている。臓器提供者本人が生前に脳死臓器提供の意思を書面で残しておく必要があるなど，規定が厳しいこともあり，実施後の実施数は増えなかった。2009年に改正され（現行法），家族の承諾による脳死臓器提供が可能になった（改正前は，民法で15歳未満の遺言に効力がないため必須とされた書面による本人の意思確認ができなかった）。p9の注記6も参照。

11 第11回腎移植臨床検討会を開催して

現・日本臨床腎移植学会の旧名称時のスタイルを振り返る

米国留学から帰国後，愛知県がんセンター病院での生体腎移植第1例成功（1972年），それに続く2ヵ月に1例のペースでの施術，衆済会増子記念病院での死体腎移植（1974年），名古屋第二赤十字病院での移植プログラム開始（1976年）と，腎移植に明け暮れていた私は，いつも理解者に恵まれていた。この頃の仲間は，安江満悟，森本剛史，打田和治，加納忠行，山田宣夫，大倉國利の諸先生であった。HLAの赤座達也さん，MLCの加村弘美さんも一緒であった。

名鉄犬山ホテルで「腎移植後手術を要した合併症の検討」（1978年）

第11回の腎移植臨床検討会を名鉄犬山ホテルで1978年（昭和53年）1月27～28日に開催した。文字通りの症例検討会で，移植医が中心であった。私は主題を「腎移植後手術を要した合併症の検討」とした。幸い49題の演題が集まり盛会であった。

前回の第10回は仙台郊外の作並温泉で開かれた。雪の降る中での開催であったが，風情のある温泉街で，夕食時には全員が浴衣姿で大広間に集まり，お膳を前にして酒を酌み交わした。あとから恒例となったアトラクションもなく，ただ和気藹々と話し合うものであった。その中では学会場では尋ねられないような事柄も気軽に話し合うという素朴なものであった。私の当番世話人はこのときに決まった。

名古屋の近郊には昔から有名な下呂温泉や湯の山温泉があるが，交通の便を考えた末に，名鉄犬山ホテルと決まった。日本ラインとも呼ばれる木曽川に沿っており，広い会議場，露天風呂も備えていた。日本庭園「有楽苑」があり，その中に国宝茶室「如庵」がある。すぐ隣にある犬山城は国宝で「白帝城」と呼ばれている。夏なら鵜飼もあり，岐阜長良川と比して派手ではないが，親切に説明してくれるやり方である。

学会は一会場のみで，症例報告を主体として執行した。免疫抑制剤の

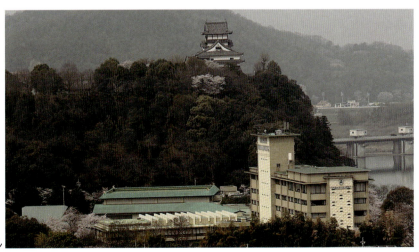

国宝犬山城と名鉄犬山ホテル

使用法はそれぞれの施設で違いがあり，海外の何処の移植センターの影響を受けているかがわかるものであった．症例数の多さと，成績の良さを発表の内に滲ませるものであった．その頃は各移植施設で成績に大きな差があり，マスコミも報道してくれるという時代であった．

　日本移植学会では海外から特別講演者を呼んでいた．実際，前年秋に千葉で開かれた時 Dr. Felix Rapaport と Dr. Thomas Starzl が招待されたので，名古屋にきてもらい，臓器移植講演会を開催した．しかしこの検討会では特別講演はなかった．ただ，特別公演ではなかったが，たまたま別の検討会のために来日していた Cleveland Clinic の中元 覚先生がこの学会に出席されて発表者に対してコメントされるという一幕があったのをよく覚えている．またこんな一件もあった．愛知県がんセンター病院には眼科がないので，移植患者の眼疾患については中心の栄町にある杉田眼科病院にお願いしていた．良いプログラムになると思い，特別講演をお願いしたいと頼みに伺ったが，病院が忙しいからと辞退されてしまった．

　最も気にかけていた夕食時の宴会では，私の出身である岐阜羽島市坂倉醸造「千代菊」の樽酒を，清酒とにごり酒の2個並べたところ好評であった．1つ困ったことは，橋本 勇先生を団長とする京都府立医科大学グループがそれほど遠くない岐阜に宿をとられたことである．当時岐阜は繁昌していた．

　この1978年（昭和53年）8月，名古屋第二赤十字病院は国の指定する地方腎移植センターになった．

「日本臨床腎移植学会」へと改称し拡大を続ける

腎移植臨床検討会は1992年より「日本腎移植臨床研究会」に改称し，2003年からはさらに「日本臨床腎移植学会」へと改称する中，拡大の一途をたどり，腎臓内科医はもとより，看護師，移植コーディネーターを含めて会員組織になった．仲間で頑張ってくれた名古屋第二赤十字病院の打田和治先生が2000年（平成12年）2月に第33回のこの学会を主催した．打田先生は腎移植年間症例数が100例を超える腎移植センターに発展させてくれた中心人物である．

　そして長年にわたり私たちの移植腎生検の病理を担当してくれ，今やわが国におけるこの分野の第一人者となった両角國男先生が第48回学会を，つい一昨年の2015年（平成27年）2月に名古屋で開催したのは記憶に新しい．

　第50回記念の学会は大阪大学の高原史郎先生が神戸で開催した．

12 第6回ISOSを名古屋で開催

内外の臓器移植コーディネーター・臓器バンク関連の学会事情

第6回 International Society for Organ Sharing (ISOS) を2001年7月22〜27日に名古屋国際会議場で開催した。ISOSは移植医だけでなく，臓器獲得コーディネーター，臓器バンクなどが関係する学会である。

Share とは日本国で「共有」として最近よく聞くようになったが，学会名としてはわかりづらく，その後 Sharing を Donation and Procurement と変えた（ISODP）。そのほうがよりわかり易く，社会の必要性にも合っている。さらに調べてみると，最初は Organ Procurement Preservalism Symposium の名称で1983年オランダのマーストリヒトで開催されており，創立者の名前には，Drs. Felix T. Rapaport, Luis Toledo-Pereyra（アメリカ），Raffaelo Cortesini（イタリア），G. Koostra（オランダ），Oscar Salvatierra（アメリカ），Joseph Lloveras（スペイン）があがっている。

第6回ISOS会長を務めた経緯

1997年ワシントンでの第4回の時に都合をつけて初めてこの学会に出席した。それまでにあまり聞いたことのない Drs. J. Light と G. Callender が会長であったが，予想以上に多数の出席者があり，熱気があって，他の移植関係の学会とは違った雰囲気であった。この時，Dr. F. Rapaport が私をこの学会の council の一員にしてくれたようである。

そしてその後，Dr. F. Rapaport から突然，連絡が来て「アルゼンチンのブエノスアイレスに行くように」と連絡があった。シンポジウムがあるから臓器保存について話をするようにとのことであった。ブエノスアイレスは前から一度行きたい都市であったが，時期は，名古屋大学を退官してJR東海総合病院（現・JR東海 名古屋セントラル病院の前身）院長になったばかりの5月末であった。政治的に動く人の話には無茶な要求があるが，どうもそのお返しが用意されていることが多い。

第5回 ISOS は，オランダのマーストリヒトで開催された。アムステルダムから列車で行く古い都市であり，色々な条約や宣言が発表されていて，よく知られたところである。ヨーロッパ移植学会が開かれたときには，国際移植学会 council meeting（理事会）や倫理委員会も同時に開催されたことがある。ここで私の第6回 ISOS の会長が決まった。明らかに Dr. Rapaport が動いてくれたと思った。

私自身が国際異種移植学会のときのように，努力に努力を重ねたということはなかった。Dr. Starzl は私に「ISOSは大して学問的に意味のある学会ではないぞ」と言ったが，「わが日本にはこういう運動が必要なのだ」と返答した。

帰国してしばらくしたら，八王子医療センターの小崎正巳先生から連絡があり，わざわざ名古屋に来たいとのことであった。要点は日本臓器

保存生物医学会が支援するから雨宮 浩先生を共同代表にしてくれとのことであり，了承した。

小崎先生は私より先に ISOS の council になられ，日本への誘致に向けて努力されていたが，重要な会議に欠席されて Dr. Rapaport が動き出す機会を与えてしまったということらしい。

小崎先生は私より先輩で，よく国際会議には御夫婦で出席されていて，色々な面でお世話になっている。東京医科大学の故・篠井金吾教授の門下で，肺移植をめざすグループとして有名であった。HLA の辻公美先生もこのグループの一人である。

この小崎正巳先生と，宮崎秀樹先生，塚崎 鴻先生が，いわゆる"3崎"と呼ばれた諸先生である。宮崎先生は愛知県医師会から国会に出て，脳死・臓器移植に関する法案に努力していただいた。塚崎先生は愛知県がんセンター外科（第2部，胸部）におられお世話になった。その後，名古屋の大須で開業され，日本医師会常任理事をされたことがある。

Dr. George Albouna の思い出：デンバーの肝灌流

さて，日本臓器保存生物医学会は 1974 年 1 月に臓器保存研究会名で，高橋雅俊先生を会長として第 1 回が開催された。私たちは腎移植の臨床を開始する前に，イヌで腎臓の単純保存の実験をしていたので，参加して発表した。持続灌流保存が勢いをもっていた時代であった。Dr. Folkert O. Belzer が米国から死体腎を持続灌流保存して持参し，日本人に移植して話題となった。

私は臓器灌流ではほろ苦い経験がある。1969 年米国生活 4 年目をデンバーで過ごすとき，Dr. Starzl の女性技師が劇症肺炎になり意識昏睡となった。Dr. Starzl のもとでもその頃は肝移植は年間 10 例という時代であった。そこに，アラブ出身の Dr. George Albouna という名の，肝灌流に情熱をもった医師がいた。隣の VA Medical Center の一室で Dr. Albouna がブタ肝で灌流すると意識がもどり会話できるようになった。私はその技師をよく知っていたし，動物実験室でイヌとブタの間の異種移植をしていたので，彼女の部屋によく顔を出した。再び肝性昏睡になり，またブタ肝灌流を Dr. Albouna が実施してうまくいった。しかし，3 回目のブタ肝灌流中に患者がショック状態になり，中止せざるを得なかった。抗体ができたせいである。ヤギの肝臓，受給者の見つからなかった人の肝臓を Dr. Starzl が OK を出して使用した。血液型は違っていたが患者は改善して再びブタ肝による灌流が可能になった。そ

第6回 International Society for Organ Sharing (ISOS). 2001 年 7 月 22 ～ 27 日開催

して，2ヵ月近く患者は生き延びた．しかし，この間の病室のあり様は私が初めて見るような壮絶なもので血液があちこちに飛び散っていた．誰も近づかない病室に Dr. Albouna は寝泊まりしていた．私にもっと手伝ってくれと言ったが，辞退した．雨宮 浩先生が抗体価を測定していた．それまでの肝灌流による患者生存記録を大幅に延ばして，確か Lancet に発表された．Dr. Starzl は著者に加わることを辞退した．Dr. Albouna は強い吃音があるが，大学病院内でこの結果を発表した当時，大学病院にいた Dr. Ben Eisman が激賞の発言をした．UNOS の Mr. Gene Pierce も Dr. Albouna を知っており，彼ほど患者を親身になって診察する医師を他に知らないと言った．その後，国際学会で数回 Dr. Albouna と会った．一度アラブに帰って再び米国にいたが，医師の保険料が高額で払えず医学校の教師をしていると最後に会ったとき言っていた．彼は肝灌流の分野で著名人である．この Dr. G. Albouna が名古屋の ISOS に出席して，異種肝灌流により肝移植までの橋渡しをするという研究発表をしてくれた．

　臓器保存研究会はその後 1993 年に日本臓器保存生物医学会となり，小崎正巳先生が会長になり，さらに雨宮 浩先生にバトンタッチされていたわけである．

　第 6 回 ISOS 学会の登録を開始すると，海外からのものが予想以上に多く，日本人が少なかった．私は，関係する病院に，金の寄付よりも登録してくれるようにお願いして回った．共同会長の雨宮 浩先生にも頑張っていただいた．ITCS の理事長の平賀聖悟先生，JATCO 会長の加藤 治先生も協力して第 3 回国際コーディネーター学会を開催した．そして，私も第 8 回日本臓器保存生物医学会の会長を務めた．白倉良太先生に異種移植について特別講演をお願いした．

　この ISOS 名古屋開催の直前，2001 年 4 月に Dr. F. Rapaport が急逝し，Dr. Oscar Salvatierra が追悼の講演をしてくれたことは忘れられない．

最近の ISODP の動向

話は前後するが，第 5 回 ISOS では President（会長）はオランダの Dr. G. Koostra で，私が President elect（次期会長）であった．第 6 回名古屋の次はインドのニューデリーと予定されていたが，パキスタンとの紛争が発生し，急遽ポーランドのワルシャワに変更された．国際移植学会がブエノスアイレスで開催される予定が，やはり政情不安のため米国マイアミに変更された直後ではあったが，ポーランドの Dr. W. Rowinski の政治的な動きは見事であった．2003 年の第 7 回ワルシャワでの学会から学会名が ISODP となった．Council meeting が開かれ，私が議長を

して予定された議題について討論した。最後に雨宮先生と私が引退するから、代わりにわが国から2名の代表者を承認させるべく、履歴書等も慎重に準備した。数名には話をして了解をとっていたが、実際の会議になるとメンバーの一人が声高に反対した。"顔を知らない。この学会にどのような貢献をしたのか？"などの発言があったので、更に説明したが"council は institutional なものではない"と言い出した。次のウィーンでの国際移植学会で開かれる会合まで対策を練ることを雨宮先生と話し合った。

　ISODP はその後、国際移植学会（The Transplantation Society：TTS）の下部組織になり、さらに発展している。第13回 ISODP（2015年）は韓国のソウルで開催された。韓国では死体臓器提供数が急増していて、人口比でわが国の10倍をはるかに超えている。ISODP の council メンバー表の中に日本人名は見当たらない。

13 OKT3に関係して

この生物製剤の先駆けに関わった人々との旅路から

1985年（昭和60年），私が名古屋大学第二外科教授に就任した年に，藤沢薬品工業から話があった。OKT3をわが国に導入するので，東京女子医科大学の太田和夫教授と大阪大学の園田孝夫教授と私の3人で世話人となって欲しいとのことであった。

具体的には，ドイツのミュンヘンで開催される第2回ヨーロッパ移植学会に出席してくれとのことであった。そこでOKT3[1)]についてのシンポジウムがあるからだ。私にとっては大変良い話であった。ドイツはハイデルベルクとハノーバーは前に行ったことがあったが，ミュンヘンは初めてであった。文句なく受け入れた。ところが急に藤沢薬品工業ではなく，ヤンセン協和がやることになったと両社から話があった。そして飛行機がビジネスクラスからファーストクラスに格上げになった。私は国際線のファーストクラスは初めてだったので喜んだ。そのとき，旅行会社のジェット・エア・サービスを指定されたことが縁となり，その後ずっとこの旅行会社に世話になった。担当は亀谷さんから小池さんに代わったが安心してお願いしていた。同社は後に会社の場所も名前も変わってエヌオーイー（NOE）となり，青木さんに世話になっている。旅行会社は個人旅行の大切な案内人となる。

ヨーロッパ移植学会（ミュンヘン）への道中

さて，協和発酵はよく知っていたがヤンセン協和は初めて聞く名前であった。要するにヤンセンとの合資会社で，若木繁敏氏が社長であった。そして直接案内人となったのが藤本康夫氏と長南光治氏である。

若木氏は抗悪性腫瘍剤 Mitomycin C の開発者として有名であった。不思議なことに，私が米国留学中バッファローの Roswell Park Memorial Institute で外科レジデントをしているときに若木氏が乳腺のDr. Daoのところに訪問した際，私が病院内を案内することを頼まれたのである。そのとき「Mitomycin C がこれほど売れるとは思わなかった。特許を会社に渡して役員にしてもらったが，あれは失敗だった」と笑い話をされたことを覚えている。1967年と20年も前の話だったが，あとで藤本康夫氏に話すと「自分たちとのグループの仕事で，若木氏個人のものではない」ときっぱりと否定された。

長南光治氏はヤンセン協和になってから入社した人で，その後本当に長い間，個人的にもお世話になった。

さて，フランクフルトまでのファーストクラスの旅は快適であった。ここからは鉄道でミュンヘンまで行くことになり，藤本さんと2人で行動した。フランクフルトは立派な街で，ゲーテの関連が記憶に残っている。そしてノイシュバンシュタイン城は強く印象づけられている。初めて訪れたミュンヘンは歴史ある文化都市で，聖母教会や大きな仕掛時計

なども覚えている。しかし，日本人が合同して食事した和食「亀甲萬の大東京」が本当に良かった。肉と野菜は現地でとれたもので美味であった。ドイツ人の家庭に呼ばれたことがあるが，全体が保存食ハム・ベーコンとパンで，スープがそのとき作られたものとの印象であった。日本料理の良さが海外では特に感じられる。

切れ味が鋭い OKT3

さて，学会は Dr. Walter Land が会長であった。シクロスポリン関連で良く知られた人であり，名古屋にも 2〜3 回来てもらっている。出席者には，Dr. Roy Calne をはじめとするヨーロッパの錚々たる移植医が集まっていた。

要するに，OKT3 は患者に投与すると発熱等の反応は強いが，拒否反応に対する切れ味は鋭いという論調がこのときの大勢を占めた。当時私たちはシクロスポリンを入手して使用していた。拒否反応は大幅に減少していたが，アザチオプリンの頃の苦い経験は残っており，OKT3 は大歓迎であった。

そもそも OKT3 はマウス由来のモノクローナル抗体であり，リンパ球の免疫染色に使用されており，その有用性は広く知られていた。これを人に直接投与して，拒否反応で活性化しているリンパ球を退治することを考えついたのが，Dr. G. Goldstein である。ごく微量用いられていた OKT3 をヒトに 5mg と大量使用するわけで，彼は莫大な収入を得たことになるが，長南氏の話によると他の事業に投資して大部分を失ったとのことである。

長南氏とマイアミへ行く

OKT3 の会合が東京で数回開かれ，若木氏や藤本氏とお会いした。若木氏に昔の話をすることはなかったが，彼は広島に原爆を投下した飛行機エノラ・ゲイの飛行航路について研究しているとのことであった。藤本氏にはドイツでお世話になったことを感謝していたし，本当に誠実な紳士であった。

米国フロリダ州のマイアミで OKT3 に関するシンポジウムがあり，日程が許した私が長南氏と出席した。有名なゴルフ場に面したホテルで開催され，米国移植医の大物が顔を揃えていた。立食パーティで Dr. Starzl に挨拶したときには，「Hiro, お前はどこにでも顔を出すようになった」と言われた。長南氏は海岸まで行き，時期外れであったが海に入り，「マイアミ・ビーチだ」と歓声を上げていた。

1988 年(昭和 63 年)に第 12 回国際移植学会がシドニーで開催された。長南氏と 2 人でフィジー島に行くことにした。もちろん費用は自己負担

だが，3泊の旅行はすばらしい思い出になっている。

生物製剤の先駆け

OKT3は順調に認可を得て，オルソクローンOKT3注5mg5mL（商品名）として販売されている。ヤンセン協和なる会社ではなくヤンセンファーマとして本格的に日本に進出している。藤本氏から，ベルギーで世界中の代表者が集まる大きな会社とは聞いていたが，ジョンソン＆ジョンソンの医薬部門であることは後からわかった。わが国の市場が大きくなると本体が直接出てくることになる。医薬分野だとまだ良いが，腹腔鏡手術器械となると，日本人のアイディアを直接生かせるように，わが国で製造した方が絶対良い。そのように，ある会社にすすめたことがある。しかしその社長は本社の株を10％近く保有しているから大丈夫と答えていた。結果的にはその本社が直接わが国に乗り込んで来た。製品の売り上げが10％を超えかけると，本社の直轄する事業になると当時言われていた。

OKT3は，その後出てきた生物製剤の先駆けのようなものである。確かに投与後の患者の発熱，悪寒戦慄は激しいものであったが，効果は大きかった。マウス由来でなく，なぜヒト型にしないのか疑問に思うと長南氏は言っていた。少し遅れて，癌治療の分野で同じような反応の出る薬の治験が始まったが，その反応の強さで中止になったと聞いた。移植医療と癌治療とでは医師の立ち向かう姿勢が異なるのだと感じた。

しかし，OKT3もその後2011年に販売を終えた。

【注記】
1) OKT3：特定抗原に対して作用する抗体（モノクローナル抗体）である抗CD3抗体による腎移植後の急性拒絶反応の治療剤 Muromonab-CD3のこと。日本ではオルソクローンOKT3注5mg5mL（商品名）として販売，2011年に中止。

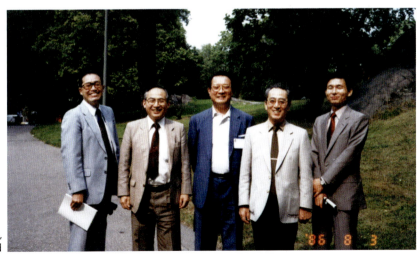

左から，長南光治氏，太田和夫氏，筆者，園田孝夫氏．1986年8月3日

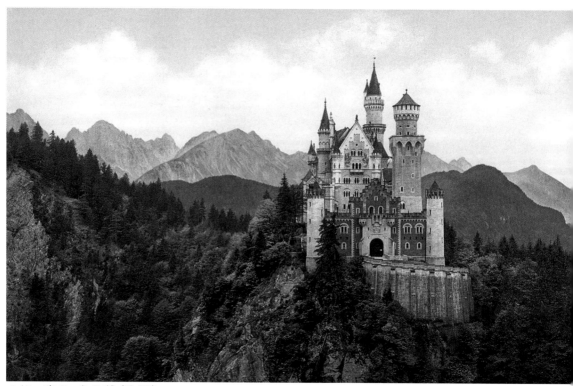

ノイシュバンシュタイン城（ドイツ）

14 透析患者の外科手術

腎性副甲状腺手術の理論・実践方法・効果について

透析施設から貴重な透析患者を腎移植に紹介していただくには，その御礼の意味もあって，手術適応になる合併症を快く引き受けることが重要である．普通の外科医は，出血傾向もあり特殊分野と考えて避けるのが一般的である．血液アクセスであるシャント手術から，骨障害に関係する副甲状腺手術，悪性腫瘍の手術を含めてその範囲は広い．

シャント手術・副甲状腺手術

シャント手術は血液透析患者にとり特別なものであるが，1967年（昭和42年）頃は私にとっては初めて見るものであった．米国バッファロー市のRoswell Park Memorial Instituteと，1週間勉強しに行ったオハイオ州のCleveland Clinicで，専門家が作る外シャント，内シャントを上手に手術するのを見て勉強した．また，米国留学の4年目をデンバー市のColorado大学病院でDr. Starzlの下で過ごした時には，英国からDr. Simpsonという透析専門の医師が雇われていたが，彼のシャント手術の助手を進んで引き受けて細かいこつを教えてもらった．

1972年（昭和47年）に帰国して，愛知県がんセンター病院で腎移植を始めたときには，他病院で透析が導入されていた患者の受け入れであったが，中村区の衆済会増子記念病院で透析センターが開始されたときには，名古屋大学第三内科の腎臓グループから毎日のように透析導入患者が送られてきた．それらの患者のシャント手術を一手に引き受けた．外シャントが主体であったが，毎夕3～4名の手術をした．内シャントも徐々に増加し，その後下腿の大伏在静脈を摘出し，弁を破壊してから上肢の皮下に移植する手術を行なった．この話が広まって愛知県県会議員倉知俊彦氏の夫人の手術を依頼された．倉知氏夫人は名古屋大学分院内科で長年透析医療を受けられていた．手術がうまくいき，その後，倉知氏が覚王山の料亭でお礼の会を開いてくれた．恩師・今永 一先生，水平豊彦氏（当時県会議員，後に国会議員となり自民党副幹事長として活躍），寺西 学県会議員（中村区選出）も出席してくれて，大変面目を保つことができた．そして，倉知氏からは愛知県がんセンター病院に多数のいろいろな患者が紹介されるようになり感謝している．

胃潰瘍に対するH2ブロッカーが一般的に使用される前の時期では，特に透析患者が胃手術の対象になることが多かった．そして，癌の手術も少なくなかった．リンパ節廓清は多少程度を低下させても大切な患者であり，紹介透析施設に送り返すことは重要であった．

この分野において，副甲状腺手術は大きく成長し，私の仕事の柱の一つとなった．長期透析患者におけるカルシウム代謝異常によるもので骨障害を来し，いわゆる腎性骨異栄養症（Renal osteodystrophy）と呼ばれていた．これらの症例に，腫大した副甲状腺を摘出すると劇的効果が

あることを知り，積極的にたち向かった．それには，私が米国でのレジデント生活中にバッファロー市の Roswell Park Memorial 癌病院（現・Roswell Park Cancer Institute）において，頭頸部外科を前後2回にわたって6ヵ月間研修したことが，この副甲状腺手術に対してかなりの自信をもたせてくれていたからである．

　また，名古屋大学第二外科同期の松浦秀博先生は同じ癌病院でリサーチ・フェローをしていて，しかも研究テーマを副甲状腺としてイヌで実験をしていた．帰国後彼は耳鼻科の臨床を研修し，一般外科を離れ愛知県がんセンター病院の頭頸部外科専属となった．そしてその後，わが国の頭頸部外科のリーダーとなった．彼に敬意を表して，第一症例には執刀していただいた．

腎性副甲状腺機能亢進症

腎性副甲状腺機能亢進症の術前診断としては，血清カルシウム，リン，アルカリ・フォスファターゼ（Al-P），副甲状腺ホルモン（PTH）を測定し，骨X線写真を撮影するのが通例である．しかし，骨病変はさまざまな像を呈する．カルシウム，リンの代謝異常に加えて，それをコントロールするビタミンDの活性化の低下，PTHの分泌亢進などいくつかの要因の複雑な組み合わせによって生じてくる．また，透析液の成分や予防的に内服している薬によって影響を受けている．最近では，PTHの測定はキット化されて精度が上がっているが，当時わが国では測定している専門家が限られていた．またその精度は悪く，測定方法により大きなばらつきがあった．そこで当時，臨床応用に導入され始めたCT（computed tomography），超音波（US: ultrasonography）とアイソトープによる非侵襲性の画像診断に力をいれた．明らかに腫大した副甲状腺を画像診断することは副甲状腺機能亢進症のまぎれもない確診であるとともに，手術時において副甲状腺の検索に時折困難を感じる部位診断に大きな助けとなった．この画像診断の成績をまとめて Journal of Computer Assisted Tomography 誌に "Preoperative diagnosis of secondary hyperthyroidism using computed tomography" として1982年（昭和57年）に発表したところ，当時有名だった編集長の特別発言が加えられて，予想以上に多数の別刷請求があった．当時は腫大した副甲状腺の診断に頸部の動脈造影がされていた．

Dr. Samuel Wells との交流

これに意を強くしてさらに仕事を進め，その翌年に外科領域では最も評価の高い Annals of Surgery 誌に "Image diagnosis of parathyroid glands in chronic renal failure" と題する論文を掲載することができ

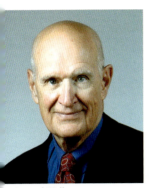
Dr. Samuel Wells

た。この英文誌の編集委員の内分泌外科担当にDr. Samuel Wellsがいて，私たちの仕事を高く評価してくれ，さらに2本の論文を採用してくれた。また，彼が編集責任者をしているWorld Journal of Surgery誌の編集委員に私を選んでくれた。私も彼を特別講演に招いた。最も礼を尽くしたのは，私が主催した第95回日本外科学会にDr. Starzlとともに基調講演者として招待したことである。彼はRet遺伝子に関する内分泌疾患の研究でもよく知られていたが，そのRet遺伝子発見者が名古屋にいるとは知らなかった。早速その高橋雅英教授（病理学，後に医学部長）に連絡をとり，最近の論文を持参して，Dr. S. Wellsを囲む会に出席してもらった。Dr. Wellsは米国外科学会の事務局長になり，Dr. G. P. Murphyによると米国で最も力のある外科医だといい，私も大いに期待していた。しかし残念なことに数年で失脚してしまった。非常に誠実な人柄で尊敬していたが，Dr. Starzlは「解雇された」と冷たく言った。

「腎性上皮小体機能亢進症の診断と外科的治療」をテーマに発表継続

副甲状腺についての私たちの仕事は，さらに進展した。1977年の東京における日本外科学会において，一般演題として採用された「腎性上皮小体機能亢進症に対する上皮小体亜全摘出術8例の経験」を発表し，大きな反響があったことが最初の刺激となった。そしてその後，1980年から3年間，旧厚生省循環器病研究委託費による研究班（腎循環不全時の治療体系に関する研究，班長：大阪大学泌尿器科，園田孝夫教授）に加えていただき「腎性上皮小体機能亢進症の診断と外科的治療」というテーマについて発表し続けたことは，この仕事を学問的に深める意味でたいへん役に立ったものと感謝している。

　1992年6月，オーストリアのウィーンで開催された上皮小体についての国際シンポジウムに，東京女子医科大学の藤本吉秀・小原孝男先生のグループとともにわが国の代表として指名され，富永芳博先生，田中勇治先生と一緒に出席してきた。主催者はその頃ウィーン大学外科の助教授だったDr. Bruno Niederleであった。歴史的なウィーンの街を満喫できたし，また学会のアトラクションとして，有名なオペラ劇場の主賓席での"ドン・ジョバンニ"の鑑賞が用意されていた。外科の大御所Dr. Christian A. T. Billrothを記念する学会であった。

　後に私が第9回日本内分泌外科学会を主催したとき，Dr. Niederleを特別講演に招待した。このとき大学教官だった今井常夫先生（現・日本甲状腺外科学会理事長）が彼を京都に案内してくれた。その縁もあり，2014年第26回日本分泌外科学会を今井先生が主催したとき，再びDr. Niederleを招待した。

私たちの考え方と手術方法

　副甲状腺は英語からの訳語で，ドイツ語から訳せば上皮小体となる。私たちも初期には上皮小体を使っていた。通常は頸部にある甲状腺の周囲に4腺あって，1個は100mg以下の微小なものである。しかし，カルシウム代謝の主役で，手術後テタニーと呼ばれる全身痙攣を起こすことで恐れられ，さらに近くに反回神経という声帯の運動に関わる神経が走っているので要注意なのだ。

　原発性と言われる副甲状腺腫大はともかくも，私たちの患者は腎機能障害から続発したもので二次性のものである。そこで，4腺存在する副甲状腺が一様に腫大するのは当然であると考えられる。確かに6割近くの症例はほぼ均等な腫大を認めるが，意外にも残る4割の症例は2腺腫大して，2腺は非常に小さかったり，1腺のみ腫大して残る3腺は小さいという事実である。さらにまた組織像は，手にかざしてみるような弱拡大で，その過形成の様子が明らかに結節性であったり，一様になっているのがわかる，いわゆるびまん性と明らかに区分される。そこで4腺とも結節性であったり，あるいは，びまん性であったりする症例は納得できるが，1腺のみあるいは2腺が結節性で残りがびまん性であるという症例をみると非常に大きな驚きを感じる。最初から内分泌外科を目指した医師は違うようだが，途中からこの分野に入ってきた私にとっては新鮮な刺激と受けとめた。

　富永芳博先生はこつこつと症例を重ね，それを分析して，美しい図とともに，まず結節性でスタートして，それがびまん性に腫大するという

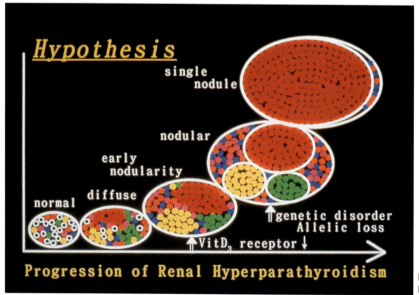

Progression of Renal Hyperparathyroidism

論文を発表した。私は正しいと信じているが海外の友人はまだ仮説だと言う。

さらに，副甲状腺組織は自家生着し易い。細切しても，すり潰しても簡単に生着する。

私たちは，最初の19例には副甲状腺亜全摘出術，つまり3腺切除し，残る1腺の少しのみ残すという手術を実施してきた。しかし，透析を続ける患者が症状の再発を来したので再手術することになった。頸部の重要な血管や神経が複雑に走っている場所での再手術は危険が大きい。それで，第20症例からは4腺全摘出して1腺の少しを細切して前腕に自家移植するというDr. S. Wellsが提唱した方法に変更した。再発すれば，局所麻酔下で摘出すれば良いわけである。移植した前腕と反対側の採血をして，副甲状腺ホルモン（PTH）を測定すると，移植された副甲状腺組織の生着の様子や，再発したときにもよくわかる。これらのことは田中勇治先生が用心深く測定して論文にしてくれた。

北欧の国，スウェーデンのUppsala大学はこの特異な内分泌腺の歴史に深く関係している。富永芳博先生は同大学に1989年から2年近く留学した。私は，ストックホルムから少し離れた静かなウプサラにご家族と一緒に暮らす富永先生を訪ねたことがある。当時Dr. Henry Johanssonが教授で，その後任にDr. Göran Åkerströmが就いている。特にDr. Åkerströmは富永先生を大切にしてくれている。お二人とも御招待して講演していただいた。

腎性副甲状腺手術の劇的効果

副甲状腺の手術効果は実に劇的である。直後から痛みが消え，固定していた肘関節が徐々に曲がるようになる。骨のX線写真も明らかに改善する。甲状腺や副腎など他の分泌疾患の手術は，術後しばらくの間代替の薬物を飲まなければならないことが多い。しかし副甲状腺はそのようなことはなく，患者からも感謝され外科医としてその冥利に尽きるものである。

米国の一大移植センターであったMinnesota大学を訪問してこれらの仕事を発表したとき，移植医の一人は，このような症例は米国ではみない，日本では腎移植が少な過ぎるのだろうと発表した。確かにわが国の透析患者数は急速に増加してきたが，30万人を超えたあたりから減少傾向にある。糖尿病による腎不全が増えていることとか，やはり患者の高齢化が響いている。

また，腎移植数については名古屋第二赤十字病院だけで年間100例を超え，国の3本の指に入るし，私たちのグループでは年間150例を超えている。

中等度の副甲状腺機能亢進症の症例に腎移植を行なうと，症状の改善はゆっくりしたものとなり，時間がかかる．そして，腫大した副甲状腺の大きさを注意深くCTや超音波で観察すると，著しくは縮小しない．そして，移植腎が拒否反応にあい，透析を再導入すると驚くほど早く症状が表れるのである．

　腎性副甲状腺手術症例が徐々に増加して300例に達したとき，記念に「腎性上皮小体機能亢進症の外科」という本を医歯薬出版から出版した．1993年（昭和58年）3月のことである．その中に患者を紹介していただいた病院，クリニックの一覧表を掲載させていただいた．九州にも及ぶ100ヵ所以上のリストである．腎移植患者とともにお世話になった病院，クリニックで私自身訪問したことのある施設ばかりで，感謝の気持ちとともに特別の想いがこみ上げてくる．

　その後，副甲状腺手術症例は急速に増加し，1年に300症例を超えるほどになった．しかし，2008年（平成20年）1月に副甲状腺細胞のカルシウム受容体に働いて副甲状腺ホルモンの分泌を抑制するシナカルセトが発売されてから，症例数が減少してきている．

　この分野における協力者は富永芳博，田中勇治，河合真千夫，佐藤圭介，沼野正浩，松岡慎，日比八束の諸先生であり，心から感謝している．

腎性上皮小体機能亢進症の診断と科的治療．医歯薬出版 1993年

15 シクロスポリンに思い込みを続けて

この画期的な免疫抑制薬の日本導入をめぐる群像

シクロスポリン（以下CYA）は臓器移植の成績を飛躍的に向上させた免疫抑制剤として登場した。私はこの薬に大変お世話になったと感謝している。

Dr. Calne と Dr. Starzl の取り組みの成果に刺激される

CYA は 1970 年（昭和 45 年）スイスのバーゼルにあるサンド社の Dr. B. Thiele により，ノルウェーのハルダンゲル高原の土壌中の真菌より分離されたものである[1]。そして 1976 年（昭和 51 年），やはりサンド社の Dr. J. F. Borel がイギリスの免疫学会で CYA に免疫抑制作用があると発表した。その会場に Dr. David White という若い免疫学者がいた。後に異種移植の分野で華々しく活躍する人物である。今も異種移植一筋でいる Dr. David Cooper とはケンブリッジ大学で一緒だった後輩になる。最近は学会で名前を見ないので変わり身の早い人とも言える。この Dr. White が CYA が面白い薬である可能性があると，Dr. Roy Calne に伝えた。Dr. R. Calne はサンド社から CYA の粉末を入手して，当時ラットの心移植の技術をもっているギリシャからの留学生の Dr. A. Kostakis に実験させた。その結果が驚異的に優れたものであったので，Dr. R. Calne が真剣に取り組み，臨床使用を開始し，第一人者となったわけである。このエピソードは，よく言われる情報の収集とその処理能力がいかに大切であるかを示す良い話である。

Dr. Calne は，この成績を 1978 年ローマでの国際移植学会で発表している。私がこの学会に出席し始めたのは 2 年後のボストンからである。しかし，その内容は Lancet 誌に発表されていたのでよく知っていた。いまからは想像もつかない CYA 25mg/kg の大量投与がなされ，しかもステロイドなしの単独使用であった。当然のこととして，副作用の腎毒性が発症している。

Dr. Starzl は待ちに待っていたようであるが 2 年遅れて入手し，ステロイド併用で CYA の投与量を減らすことに成功したわけである。その成績をボストンの国際移植学会で発表した。私も CYA を入手しなければと痛感したわけである。しかし，この学会中に私は不覚にも風邪をひいてしまい発熱し，ホテルで同室になってくれた九州大学第一外科の許斐康煕先生にお世話になった。海外旅行中に体調を崩すと大変であることを身をもって自覚した。

許斐先生は期間中に，前に留学していたクリーブランドを訪問する余裕があった。そのときの会話でよく覚えているのは，クリーブランドに短期間留学し，社会保険中京病院で透析を開始した太田和宏先生のことである。彼はその頃，すごい勢いで透析センターを拡大していたので注目の的になっていた。「名古屋大学だから，あのような人物は出現する

が，九州大学では教室の統制があって考えられない」という話だった。

臨床用シクロスポリンの入手

帰国後，Dr. Starzl に推薦状を書いてもらって，スイスのサンド社からCYA の原末を入手して，ラット，イヌの実験を開始したが，海外の論文が進み過ぎていて，問題にならなかった。臨床用の CYA を入手しなければと決心することになった。

　手紙などでなく，直接的に幹部に訴えるのが良いと考えた。1982 年（昭和 57 年）8 月，英国ブライトンで国際移植学会が開かれ，出席した。首都ロンドンから南下した海辺にあるブライトンは，初めて訪れる街であった。サンド薬品の展示ブースを探して乗り込み，自己紹介して幹部に会わせてくれと頼み，予約を取り付けて翌日訪れた。すると Dr. T. Beveridge が待っていてくれた。彼は温厚な紳士で，それ以来長くお世話になる人物である。私のことは調べていたようである。いずれ日本でも CYA を販売することは考えていて，非常に友好的な態度であった。要点は，私の全責任で CYA を使用することで，個人的な輸入品となり，私が名古屋税関に出向いて受け取ることになる，という話であった。そして帰国後，正式に 10 月には臨床用の CYA を送るとの手紙をもらった。この当時は愛知県がんセンター病院と名古屋第二赤十字病院の 2 ヵ所で腎移植を実施していた。

　その年の日本移植学会が福岡で開かれた。学会の抄録では中京病院を含む 2 ヵ所から CYA を臨床に使用した報告があったことになっている。いずれも米国で腎移植を受けて帰国した患者を診ているというものであった。実際にその発表を聞いて，10 月になったら私たちが使用するという意を強くしていた。ところが発表が終わると，独自に入手して CYA を臨床に使用しているという発言が，京都府立医科大学と千葉大学のグループから飛び出して驚いた。あとからわかる話だが，京都府立医科大学の橋本 勇教授が Dr. Barry Kahan の推薦状をもってスイス・バーゼルにあるサンド本社を訪問して入手し，当時千葉大学の岩崎洋治先生に話をして両者で使用していたのである。

　私は直感的に中京病院のグループと一緒に使用するべきと考えた。当時，死体腎移植については愛知腎バンクを作り，システム化が行なわれていたこともあったからである。

実際にシクロスポリンが到着した！

さて，CYA が実際に到着した。私が名古屋の税関に行くことはなく，サンドの農薬分野の人が動いてくれて，私は書類に必要事項を書くだけであった。今からは想像しにくいが，サンド社からは愛知県がんセン

ター病院や名古屋赤十字病院で使用する薬剤は販売されていなかったのである。入手したCYAの注射薬は透明であったが，内服薬はカカオの味がつけられた褐色の油性製剤50mlがひと瓶で，1mlに100mgが含まれているというものであった。慎重に文献を勉強して，Dr. Starzlの方法にもとづきステロイドの併用療法を行なったが，それまで使用していたアザチオプリンとは全く違う印象であった。興奮して使用した。

シクロスポリン研究会発足（1983年）

翌年の1983年（昭和58年）5月に米国ヒューストンでCYA国際シンポジウムがあり，Dr. Kahanが会長であった。このときから日本代表は岩崎洋治先生となった。橋本 勇先生は京都第一赤十字病院の院長に転出されたとのことであった。そして，わが国におけるCYAの認可をめざして11月にCYA研究会が立ち上げられた。後に「マフィア」と呼ばれる，京都府立医科大学，筑波大学―千葉大学グループ，名古屋グループ，東京女子医科大学，大阪大学の5グループである。代表は岩崎洋治先生であった。岩崎先生が「無差別ランダマイズ方法でやりたい」と発言された。困ったことを言い出したと私は思った。次の瞬間に京都府立医科大学の新任教授の岡 隆宏先生が反対を明確に主張し，「せっかく手ごたえをつかんでいる新薬を使用できない患者を作ることは良くない」と主張した。私も同じ意見を発言しようとしたとき，岩崎先生は語気を強めて「このグループから外れている移植施設の患者のことを考えないのか」と強調された。一瞬静かになった。このときサンド本社から来ていたDr. Beveridgeが発言し，「Historical controlでお願いしたい。その方がここ1年以上CYAを使用してきた症例も無駄にならないし，厚生省からも短期間で認可が取れる」と主張し，その通りになった。後から考えると京都府立医科大学が実際にCYAを入手して，岩崎先生に渡したとの自負があったと思う。岩崎先生の主張は理想論であるが，CYAに対する思い込みが少なく，驚異的な手ごたえを肌で感じていなかった可能性がある。また，国際的にもCYAの優秀性は確立されていたので，新たに無差別ランダマイズ試験を実施することは意味がなくなっていた。

　研究会の会合は適宜開催され，名古屋グループは順調に症例を登録していった。特に死体腎移植数は他よりも多かった。それは，ドナーカードが登録制であり，ライオンズクラブが活動目標に掲げてくれたおかげでもあり，愛知県は断トツ1位であった。それに藤田保健衛生大学脳神経外科の神野哲夫教授が積極的に協力してくれたことも大きかった。

　この5グループから外れた移植施設が独自に入手しようとした努力は激しかった。特に，浜松医科大学泌尿器科の阿曽佳郎先生（後に東大教

授に栄転）は「CYAをくれなければ浜松医科大学全体からサンド社を締め出す」とおどしたという話は有名である。私は名古屋グループに入ってくれるように話したが，潔しとはされなかったのだと思っている。

私はその頃，腎移植を頼まれて行っていた福井市の藤田記念病院の症例にもCYAを使用していた。

全国の移植施設も出席して中間報告会開催

1985年（昭和60年）2月に中間報告会が開かれた。サンド社は将来のことを考えて全国の移植施設にも出席を求めた。

まとめられた成績はすばらしいもので，1年生着率が生体腎移植で93.2%，死体腎移植で79.2%であった。CYAの優秀性は疑う余地もなく，特記すべきことはCYAによる死体腎の生着率が従来のアザチオプリンによる生体腎の生着率（77.4%）を凌いでいることであった。そしてさらに，併用するステロイド剤の量が3分の1以下となり，それまで移植患者を悩ませてきた肥満，満月様顔貌，糖尿病，白内障，大腿骨頭壊死などの副作用が激減するとともに，重症感染症も著しく少なくなった。このため入院期間も短くなり，病棟での患者の雰囲気も明るくなり，一般病棟と区別がつかなくなった。

中間報告会の途中で，この内にサンド本社から断わられているのに使用している施設があると声高く抗議する者が表れた。驚いたことに名古屋グループの中京病院が独自に入手する方法を探り，許可が得られなかったとのことであった。私は困った立場に追い込まれた。結局，生体腎にはCYAの使用を中止してもらい，死体腎にのみ名古屋グループとして使用してもらうことにした。これにより会場の了解を得たものと思っている。誰かが，高木のもとでCYAを使用していると抑え込まれてしまうと誘惑したのだろう。サンド本社も筋を通して立派であった。

確かに，この研究会グループから締め出された移植施設は大きな打撃を受けた。特に東京地方では移植希望患者が東京女子医科大に集中する現象が起きた。そして東京女子医科大学は現在も続く確固たる地位を築いたことになる。

幸いCYAは，1986年（昭和61年）2月，当時としては異例の短期間で薬価収載となった。私は自ら申し出て，仙台と広島にCYA発売記念の講演会に出席し，私たちの使用経験について説明した。私は1985年6月に名古屋大学第二外科の教授に就任していた。

私は，さらにCYAが正しく理解されて，有効に使用されるために医歯薬出版株式会社より1989年（平成元年）2月「シクロスポリンの臨床」を出版した。執筆者はCYA研究会グループが主体であったが，骨髄移植，ベーチェット病も加えた。腎毒性の病理について研究を続けて活躍

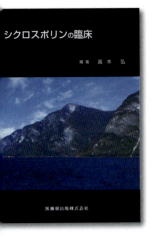

していた仲間の両角國男先生に執筆してもらった。
　CYAの登場は腎移植の成績を画期的に向上させた。死体腎移植の生着が一段とよくなったので，移植医はそれまで以上に社会に出て死後臓器提供の運動を推進させなければならなくなった。

書籍「シクロスポリンの臨床」高木 弘編集
医歯薬出版株式会社
初版 1989 年 2 月 1 日
【表紙カバーの画像について】
シクロスポリンは 1970 年に土壌中に見出された真菌 *Tolypocladium inflatum* Gams の代謝物である．この写真は発見地であるノルウェーのハルダンゲル高原の遠景

【注記】
1) p6 の注記 2 参照

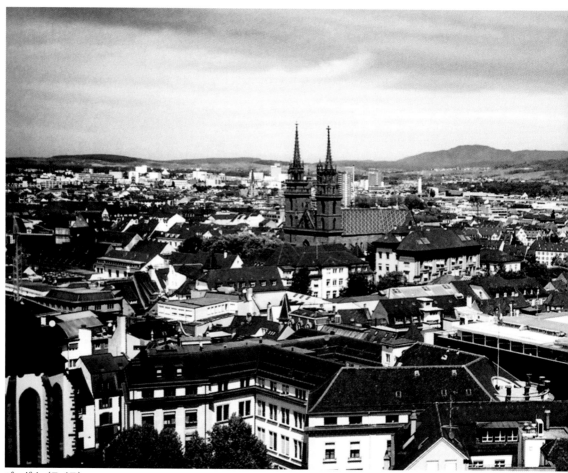
バーゼル（スイス）

16 シクロスポリン血中濃度測定研究会

立ち上げからファイナルに至る30年の取組みを駆け足で振り返る

シクロスポリン（CYA）はすばらしい薬であるけれど，副作用として腎毒性があり，それが拒絶反応であるか腎毒性のせいなのかは判断しにくい。また，CYAは油溶性の製剤であり，腸管からの吸収にばらつきがあり，食事によっても影響を受ける。このために血中濃度の測定[1]が始まった。

血漿か，全血か

最初は血清・血漿で測定していた。京都府立医科大学がそうだったから，私たちもそれに従った。サンド社もCYA測定用のKitも測定会社大手のSRL（Special Reference Laboratories）に渡していたが，全血[2]という情報は流れなかった。SRLは苦労して基準線を延長して測定していたことになる。そして，サンド本社から精悍な顔つきのDr. Erik Wiskottが来日し，「全くnon-senseだ。全血に代えなければならない」と主張したので私たちは驚いた。彼はDrs. Borel, Beveridgeとともに CYA の開発に貢献した3人組に入る人である。その後，何回も会いお世話になり諸々お話する中で，ノルウェー出身でヴァイキングの子孫と知った。全血であるべきとする要点は，CYAは赤血球やリンパ球の中に大部分存在し，血漿中は半分以下であること，それも温度により移行が変化するから，というのであった。こうして，日本中が一斉に全血で測定することになった。しかし，内服させてからいつ採血した全血が良いのかも問題である。最高値を測定するのか，最低値（次回内服の直前）はわかるがいつ最高値になるか個人差があり，食事によっても変化することもあるからである。3～4回採血して測定し，測定値を結んだ下の面積AUC（area under curve）を基準にした方が良い，などと実にいろいろな問題が提言されてきた。それまでのアザチオプリンの時代のように末梢血の白血球数だけを頼りに投与量を決めていたのとは全く違ってきたわけである。

　私たちは早い時期から高速液体クロマトグラフィー（HPLC）にとりかかっていた。これは，几帳面なところがある打田和治先生が始めてくれていた。そして，検査技師の近藤孝子さんが手伝ってくれていた。また，名古屋大学では教官の佐竹（現・錦見）満先生が"手に職をつけなければならない"とHPLC測定に力を入れて若い外科医に教えていた。古い研究棟の部屋を改装して使用し，近藤孝子さんも手伝いに来ていた。HPLCの器械も大学に1台，名古屋第二赤十字病院には3台（開発業者が前処置の器械を含めて，使用してくれと置いていたものを含めて）あった。一時はCYAのHPLCによる測定が大きく展開する可能性があった。

第1回シクロスポリン血中濃度測定研究会プログラム（1986年7月11日，愛知厚生年金会館）

> I．15:00〜17:00　演題発表．　　　　　司会：名古屋大学　高木　弘
>   1. Radioimmunoassay による Ciclosporin の測定
>   スペシャル レファレンス ラボラトリー　小林裕次
>   2. 高速液体クロマトグラフィーによる血中シクロスポリンの測定
>   国立療養所西新潟病院　河野晴一
>   3. HPLC 法によるシクロスポリン血中濃度の測定
>   鷹揚郷腎研究所　田中和子
>   4. 腎移植患者の血中シクロスポリン測定における
>   HPLC 法と RIA 法の比較
>   東京薬科大学臨床薬理　平野俊彦
>   5. HPLC 法及び RIA 法による血清及び全血の測定解析
>   （特に採血後の温度条件について）
>   大阪大学泌尿器科　高原史郎
>   6. HPLC 法による CYA 測定—現況及び我々の経験
>   名古屋第二赤十字病院　打田和治
>
> II．17:10〜17:25　休憩
> III．17:25〜17:55　研究会運営方針について
> IV．18:00〜　　　　懇親会

濃度測定の精度向上・品質管理を推進

このような状況を背景として，シクロスポリン血中濃度測定研究会が立ち上がった。私が代表となり，打田和治先生，高橋公太先生，高原史郎先生が世話人となった。第1回は一般演題のみであったが，1986年（昭和62年）7月に池下の愛知厚生年金会館で開催された。SRL も発表してくれた。

　測定方法も HPLC の他に Radioimmunoassay（RIA），それもポリクロナールからモノクロナール，核種も Tritium（H3）から iodine-125（I125），そして蛍光偏光免疫測定法（FPIA）が表れ，それぞれ長所と短所をもっていた。

　HPLC 法がゴールドスタンダードと言われた。しかし，多数ピークが表れ，代謝産物となるわけだが，免疫抑制効果が本当にどこまであるかはわからなかった。このような状況で CYA 血中濃度測定研究会の意義は大きかった。

　最も大きな役割を果たしたのは，品質管理（QC：quality control）で，同一の検体を測定している移植施設や業者に配って，測定結果を比較することである。有料の業者の回答が大きくずれることがあった。私が苦

言を呈すると，いろいろな言い訳をするのが会場の出席者の失笑を誘ったものである。このQCは重要な仕事であるが，人手がかかるし金もかかる。打田和治先生が総括していたが，結局海外の大手に依頼することになった。

また，新たにCYAの経口投与における吸収を安定させるべく，マイクロエマルジョン化したCYA（p.6 注記2参照）のパイロット臨床治験がわが国でも行われ，その優秀な結果を得て拡大臨床治験も開始された。

シクロスポリン血中濃度測定研究会は第9回（1994年）からCPCF（Ciclosporin Pharmaco-Clinical Forum）と名称を変えてダイナミックになった。ABO不適合腎移植が主題となり，高橋公太先生がリーダーになっていった。全国的にも拡まり定着しているABO不適合腎移植は独立した組織になっている。

私は異種移植にも力を入れ，異種移植は小林孝彰先生にバトンタッチしている。

CYAの登場，そしてFK506（タクロリムス）の競い合いの出現が移植の成績を画期的に向上させている。しかし，残念ながらわが国の死後臓器の提供が少ないままの現状が続いている。

1989年（平成元年）2月に「シクロスポリンの臨床」を医歯薬出版から出版したが，発売10周年として1996年（平成8年）3月に国際医学出版から「シクロスポリンの実際」を出版した。サンド社の全面的支援によるもので豪華版となった。国際医学出版社長の守山 惇氏の思い入れが強く反映されている。

スイスのサンド本社がチバガイキーと合併してノバルティスとなったのは1996年2月のことである。外資系の製薬会社と国内のものとは大きく違っている。本当に多数の人たちにお世話になった。川越雄介氏，浅川一雄氏，村瀬正博氏など直接上司となった人たちであり，神頭利光氏，佐藤伸二氏，上澤 修氏などである。異色な女性は瓜生原葉子さんで，最近も学会で名前を見る。

しかし，この研究会だけでなく長くお世話になったのは広報部長の勝瑞光明さんである。彼の支援により私は第95回日本外科学会をはじめ多くの学会を成功させることができたと感謝している。

バーゼルのサンド本社に連れて行ってもらったことがあった。スイスのバーゼルはドイツとフランスの国境に面しており，ドイツ人がフランスの駐車場に車を置いてスイスの本社に出勤してくるという話を実感した。印象に残っているのは立派な消防車施設があったことで，日本の原発で"ボヤ"があったのに地域の消防車を待っているとのニュースには驚き，その考え方の違いを認識した。

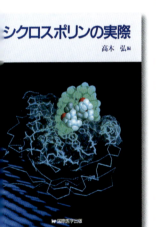

書籍「シクロスポリンの実際」高木 弘編集．国際医学出版株式会社
版 1996年3月9日
【表紙カバーの図について】
シクロスポリンとシクロフィリンの結合状態を示す

シクロスポリンとFK506の皮肉な関係

CYAの恩恵にあずかったことは数多くある。国際シンポジウムを開いて招待されたことである。打田和治先生と出席したイタリアのフィレンツェ，トルコのイスタンブール，そして米国フロリダのキーウェストの手前にあるホークスケイと思い出すと楽しい。特にフロリダのときは人数が少なく親近感があった。Dr. Carl Grothが私にFK506を臨床治験に使いたいが手を貸してくれといって寄ってきた。彼は私以上にDr. Starzlに近い男なのでDr. Starzlを通した方が良いと助言した。彼も納得してくれた。

確かにFK506とDr. Starzlの結び付けを仲介したのは私だ。そして臨床治験グループに入れてもらった。代表者は大阪大学の園田孝夫先生であった。CYAとFK506は全く分子構造式が異なるのに同一点に作用することがわかり，併用が不可能で競合することになったのは皮肉である。国際移植学会のcouncil会合がFK506の国際シンポジウムに合わせてカリフォルニア州のサンディエゴで開催されることになり，私は招待されていなかったので藤沢薬品工業の西山道久氏に連絡したが，拒否された。それだけ私はCYA側の人間と見られていたのだ。サンディエゴは前に行ったことがある街だが，ハワイに立ち寄ってからサンディエゴに行きcouncil会合に出席した。

2015年にCPCFの30年間を総括

岩崎洋治先生，橋本 勇先生，岡 隆宏先生，園田孝夫先生，太田和夫先生と，臓器移植でお世話になった先生方が逝去された。園田先生，太田先生が続けて逝去された2010年の第5回CPCFの冒頭では，出席者全員で黙祷を捧げた。CYA発売20周年を記念して，太田和夫先生，園田孝夫先生と私の3名で鼎談をしたことが思い出される。場所は太田医学研究所で，浅川一雄氏が企画者として同席していた。その内容は雑誌「今日の移植」第18巻6号（2006年）に掲載されている。橋本 勇先生についても，最後にお会いしたとき，私が独自ルートでCYAを臨床用に入手したことを大変ほめていただいたことは忘れようがない。

CPCFはその後，世話人に大段秀樹先生，小林英司先生，谷川原祐介先生，布田伸一先生，吉村了勇先生，橋倉泰彦先生に加わっていただいた。1度東京で開催されたが，残りは全部名古屋で開催された。2003年から若手医師による研究を公募し，世話人が採点して，1件100万円の研究助成を開始した。翌年のCPCFで成績を発表していただくことにしたのである。私にとっても年中行事として毎年楽しみにしていた。

しかし，30年を記念して，2015年8月1日にヒルトン名古屋で

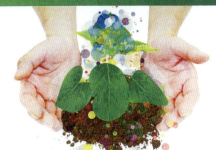

2ND ANNOUNCEMENT
CPCF FINAL

| 日時 | 2015年8月1日(土) 14:00-17:50
| 場所 | ヒルトン名古屋 5F「金扇の間」

CPCFの30年を統括し、移植の歴史を振り返り、移植の未来を考える

14:00-14:05　Opening Remarks
　　高木　弘 先生　名古屋大学 名誉教授

14:05-14:30　CsA登場後の基礎研究のレビューおよび今後の移植医療の発展に向けたトランスレーショナルリサーチ(仮題)
　司会　谷川原　祐介 先生　慶應義塾大学医学部 臨床薬剤学
　演者　大段　秀樹 先生　広島大学大学院医歯薬学総合研究院 消化器・移植外科学

14:30-14:55　TDMおよび免疫抑制剤30年の変遷 －TDMのはじまりから概念の定着および今後の展開－
　司会　谷川原　祐介 先生　慶應義塾大学医学部 臨床薬剤学
　演者　打田　和治 先生　愛知医科大学医学部 臓器移植外科学寄附講座

14:55-15:15　シクロスポリン登場前(AZA、St時代)の臓器移植と免疫抑制療法
　司会　布田　伸一 先生　東京女子医科大学東医療センター 心臓血管診療部
　演者　高橋　公太 先生　公益財団法人 新潟県臓器移植財団／大塚台クリニック

15:15-15:35　CNI導入期の移植医療 －拒絶反応の克服とCNI腎毒性との戦い－
　司会　布田　伸一 先生　東京女子医科大学東医療センター 心臓血管診療部
　演者　高木　弘 先生　名古屋大学 名誉教授

15:35-15:50　休憩

15:50-16:10　CNI登場前後の感染症の変遷 －細菌・真菌感染からウイルス感染の時代へ－(仮題)
　司会　山口　裕 先生　山口病理組織研究所
　演者　相川　厚 先生　東邦大学医学部 腎臓学講座

16:10-16:30　移植腎病理の変遷(仮題)
　司会　山口　裕 先生　山口病理組織研究所
　演者　両角　國男 先生　衆済会 増子記念病院

16:30-16:50　免疫学的ハイリスク移植 －ABO血液型不適合／抗HLA抗体陽性－(仮題)
　司会　星長　清隆 先生　藤田保健衛生大学
　演者　齋藤　和英 先生　新潟大学大学院医歯学総合研究科 腎泌尿器病態学分野

16:50-17:10　長期生着・生存を目指す上で"今"考えなければならないこと(仮題)
　司会　星長　清隆 先生　藤田保健衛生大学
　演者　渡井　至彦 先生　名古屋第二赤十字病院 腎臓病総合医療センター 移植外科

17:10-17:20　休憩

17:20-17:45　CPCF世話人からのメッセージ －若手移植医療従事者に伝えたいこと－
　　高原　史郎 先生　大阪大学大学院医学系研究科 先端移植基盤医療学 寄附講座

17:45-17:50　Novartisと移植医療 －更なる貢献を目指して－(社員)
　　Novartis 社員

※会議終了後、情報交換会を予定しております。

主催：ノバルティス ファーマ株式会社

CPCF FINAL（2015年）のフライヤー

CPCF-FINAL として開催された。

　本当に長くお世話になったことを感謝している。

【注記】
1) 血中濃度の測定：シクロスポリン（CYA）の薬物体内動態は個体差が著しいため，重篤な副作用を発現することなく十分な効果を得るためには，血中濃度を測定したうえで使用することが必要不可欠となる。測定の手法として，高速液体クロマトグラフィー（HPLC），放射性免疫測定法（RIA），蛍光偏光免疫測定法（FPIA）他が行われてきた。HPLC法は機械的に高い圧力をかけることにより，混合している複数の物質を分離する方法（クロマトグラフィー），RIA法は既知量の放射性ラベル化されたCYAと一定量のCYA抗体との競合結合によりCYA濃度を測定する方法，FPIA法は抗体と競合する抗原が存在すると蛍光偏光度が減少することを利用して目的物質の量を測定する方法。
2) 血漿か，全血か：ほとんどの薬物は血清あるいは血漿濃度を用いて測定されるが，シクロスポリンは赤血球への薬物分布が多いため全血（成分が分離されずすべてを含んでいる血液）が用いられる。

17 Dr. Starzl の死を悼む
... when we were young and strong

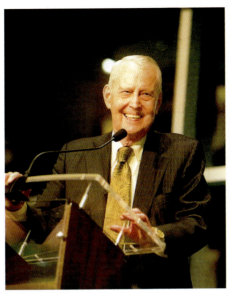

90歳の祝賀会にて（2016年3月）

　Dr. Starzl の90歳祝賀会の写真を入手し，彼にお祝いの手紙を久しぶりに書いた。1ヵ月ほどして返事がきた。やはり半分は引退している感じがした。それでも Dr. Starzl の文章は彼らしい名文である。私の家内のことも心にかけてくれている。私が使用したレポート用紙のマリンクリニックという名前にも関心を持って，質問してくれている。好奇心旺盛ということである。私は早速，日本語の別刷となっている「タクロリムス（FK506）との関わり」をマリンクリニックの大型の封筒に入れて直に送った。東京海上との関係を説明したし，別刷の最後には今後掲載することにしていたタイトルを書いてあったので，また直に何かを言ってくるものと期待して待っていた。確かに祝賀会が続けて3回もあったことはネットでも確かめられたが，それにしても半年以上経過しているのに疲れがとれないというのは，彼独特の"ジョーク"と思っていた。しかしそうではなかったのだ。

　Dr. Starzl の訃報を国際医学出版の守山社長の電話で知り，ネットで確かめた。Dr. Thomas E. Starzl のホームページにはすでに3月4日付けの死亡日が記されていた。そして，わが国の夕刊には藤堂 省先生の名前を入れて報じられていた。自宅での死亡としてあったが病名は書いてなかった。

　Mrs. Dr. Starzl "Joy" にお悔やみの手紙を書いた。その後，週刊新潮の西浜氏から，Dr. Starzl の墓碑銘を書きたいと電話があり，多くを話したが，掲載されたのは一部である（3月23日号）。私の知らない写真が添えられていた。

　日本経済新聞の"春秋"欄（平成29年3月16日付）にも Dr. Starzl のことが取り上げられた。病室の壁に貼られたフローチャートのことに触れて情報公開とほめてあったが，私たちも40年以上前から踏襲してきたものである。しかし書かれた記者は実際にピッツバーグに行かれているので，それだけ実感が出ていた。

　Dr. Starzl の死は大きな衝撃となっている。彼から返事がくるのを心待ちにしていたのでそれだけ大きいのかもしれない。

　Dr. Starzl 自身や奥さんの Joy のこと，彼を通じてお世話になった多

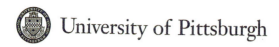

School of Medicine
Thomas E. Starzl Transplantation Institute

3459 Fifth Avenue
Pittsburgh, PA 15213
412-647-5800
www.sti.upmc.edu

December 20, 2016

Hiro Takagi, M.D.
3-94 Heiwagaoka. Meito-ku
Nagoya, Japan 465-0097

Dear Hiro:

What a great thrill to hear from you (your letter of November 22, 2016). The 90th birthday party was nearly fatal in part because there were 3 separate celebrations over a period of one week. I have not yet recovered.

I was truly sorry to hear about your wife's stroke and hope that the burden of caring for her will not be more than you can sustain. Anyway, I cherish the hope that you and I will meet again. I will never forget our travels together through Japan at a time when we were young and strong.

Your once and always friend,

Tom

Thomas E. Starzl, M.D., Ph.D.
Professor of Surgery

P.S. What is the Marine Clinic (see the letterhead of your stationary?

Dr. Starzl からの手紙

Dr. Starzl, Joy 夫人と著者

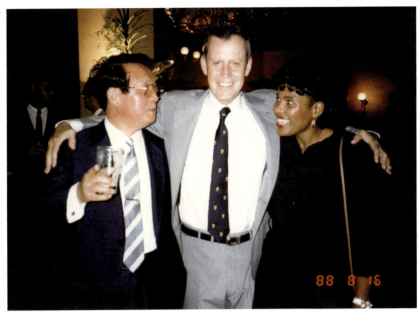

数の人たちの顔が本当に走馬燈のように回って離れない。

　Dr. Starzl の以前の手紙には，年をとることと，健康であること，そして幸せの三者を同時に手にすることは難しいと書いてあった。

　今度の手紙では，young and strong の言葉が印象的である。

　「臓器移植の父」と呼ばれ，一時代を画した人物のお世話にあずかることができたことは私の幸せである。

　これからは一層，若い人たちとの交わりを深めて生きていきたいと思っている。

　愛知医科大学の小林孝彰教授が第28回日本組織適合性学会の会長に，また，名古屋第二赤十字病院の鳴海俊治部長が第46回日本膵・膵島移植研究会の会長に決まったと報告してくれた。喜ばしいことである。力一杯応援をしていきたいと考えている。

あとがき

　人生の流れや，世の中の動きは予測が難しい。しかし，過ぎてみると，思わぬところで結びついてくるものだとつくづく感じる。過去のことを大切にして未来に前進することが肝要である。

　それにしても，わが国の死後臓器提供の少なさには嘆かれる。国民性だとも言われてきたが，愛知県では減少している。明るい報せは，韓国では日本と同様に少なかったのにこの数年で急増していることである。ぜひとも参考にしたい。発表された論文では，単に公共教育の結果と書いてあるが，何かのインセンティブがあるものと考えている。

　まだまだ書かねばならないことが多数あり，続編を出したい気持ちである。

　御逝去された日本医学館の菊沢俊明社長には心から御冥福を祈る。

　出版に努力頂いた国際医学出版の守山 惇社長，編集担当の岡島豊樹氏には厚く御礼申し上げる次第である。

2017年7月

高木　弘

索引 1
五十音索引

あ行

あ
青木國雄　48
青木初夫　3
青地　修　55
赤座達也　22, 59, 61
赤崎　勇　21
浅川一雄　1, 85, 86
アザチオプリン　6, 7, 11, 20,
　23, 26, 29, 39, 40, 51,
　68, 79, 80, 83
浅原利正　16
阿曽佳郎　79
雨宮　浩　19, 56, 64-66

い
石川　修　27
石川　清　55, 60
石坂公成　21
異種移植
　3, 6, 11-17, 20, 64
異種移植シンポジウム　15, 16
移植コーディネーター　7, 8
移植コーディネーター談話会
　7, 8
移植コーディネーター
　ハンドブック　8, 9
遺伝子導入ブタ　13
今井常夫　73
今永　一
　21, 26, 33, 41, 46, 71
稲生綱政　51
岩城裕一　41
岩崎洋治　3, 6, 19, 33, 35,
　56, 78, 79, 86
岩月舜三郎　21, 52, 59

う
打田和治　19, 34, 48, 55,
　60-62, 83-86
内田久則　56
瓜生原葉子　85

え
遠藤忠雄　56

お
大井龍司　26
大倉國利　61

太田和雄　48
太田和夫
　51, 56, 67, 69, 86
太田和宏　77
太田裕祥　23, 59
大段秀樹　16, 86
大塚雅喜　8, 59
大平　修　56
岡　隆宏　79, 86
オルソクローンOKT3　69
小崎正巳　63-65
落合武徳　1
小野慶治　19
小幡浩司　55
小原孝男　73

か行

か
柏木　登　19
ガスクロマトグラフィー　40
勝又義直　8
加藤　治　8-9, 59, 65
加藤克己　28
加納忠行　61
上澤　修　85
河合真千夫　76
加村弘美　23, 59, 61
川越雄介　85
川原弘久　28
肝移植研究会　1
神野哲夫　79

き
胸腺摘出術胸管ドレナージ　39

く
倉知俊彦　71
栗山康介　60
黒川　剛　36
黒柳弥寿雄　23

け
蛍光偏光免疫測定法（FPIA）　84

こ
小池千裕　14, 52
神頭利光　85
高速液体クロマトグラフィー
　（HPLC）　83-84

河野晴一　84
抗リンパ球血清（ALG）　20, 39
国際異種移植学会（IXA）
　11, 15-17, 35, 52, 53, 63
国際移植学会（TTS）
　1, 35, 40, 51, 53, 63, 65
　66, 77, 78, 86
国際移植学会倫理委員会　14, 63
国際コーディネーター学会　65
小久保幸雄　56
児玉光雄　40
児玉稔子　40
五藤輝彦　59
許斐康煕　19, 43, 47, 51, 77
小林英司　86
小林孝彰　15, 85, 91
小林秀資　56
小林裕次　84
小柳　広　28
近藤孝子　83
近藤達平　41, 46, 49, 50

さ行

さ
斉藤四郎　56
坂井豊子　27
桜井邦雄　29
佐竹（錦見）満　83
佐藤圭介　76
佐藤伸二　85
佐藤　博　33

し
シクロスポリン（CYA）
　1, 3, 4, 6, 7, 39, 68,
　77-81, 83-88
シクロスポリン研究会
　6, 79, 80
シクロスポリン国際シンポジウム
　79
シクロスポリン血中濃度測定
　研究会　83-85
シクロスポリンの臨床（書名）
　80, 81, 85
シクロスポリンの実際（書名）
　85

死体腎移植
　27-31, 55, 58, 78-81
篠井金吾　64
シャント手術　71
勝瑞光明　15, 85
白倉良太　16, 17, 65
腎移植推進員研修会　8
腎移植臨床検討会　7, 61-62
腎性骨異栄養症　71
腎性上皮小体機能亢進症の外科　76
腎性副甲状腺機能亢進症　72
腎性副甲状腺手術　71-76

す
膵移植談話会　1
須知泰山　22
ステロイド　3, 6, 17, 39, 40, 43, 77, 79, 80

せ
生体腎移植　7, 19, 55, 61, 80
関野　宏　56
瀬古和美　28
ゼロからの出発　41

そ
臓器（の）移植に関する法律（案）
　9, 58, 60, 64
臓器保存研究会　64
園田孝夫
　4, 56, 67, 69, 73, 86

た行

た
高橋公太　84, 85
高橋雅俊　64
高橋雅英　73
高原史郎　53, 62, 84
田口喜雄　7, 56
タクロリムス（tacrolims）
（FK506）　1, 6, 85, 89
多田富雄　21
立花　隆　57, 58
田中和子　84
田中紘一　53
田中勇治　73, 75, 76
谷川原祐介　86

玉置　勲　9

ち
地方腎移植センター
　7, 8, 55, 58, 59, 62
長南光治　67-69

つ
塚崎　鴻　64
辻　公美　64
壷井敏哉　27

て
寺西　学　71

と
藤堂　省　3, 42, 53
動物実験　3, 11
東間　紘　56
ドナーコーディネーター　9
土肥雪彦　16, 23, 56
富永健二　55, 56, 59, 60
富永芳博　73-76

な行

な
長坂隆治　16
中島　泉　11
中根佳宏　56
中元　覚　19, 47, 62
鳴海俊治　60, 91

に
西山道久　2, 3, 86
日本異種移植研究会　16
日本移植学会　1, 33, 51, 78
日本移植コーディネーター協議会
　（JATCO）　8, 65
日本癌治療学会　48
日本外科学会　15, 26, 41, 46, 50, 73, 86
日本消化器外科学会　49
日本膵・膵島移植研究会　91
日本臓器保存生物医学会　64, 65
日本組織適合性学会　91
日本臨床腎移植学会　62

ぬ
布田伸一　86
沼野正浩　76

の
脳死・臓器移植に関する法律
（臓器の移植に関する法律）
　58, 60, 64
脳死問題　9, 56-58
能勢之彦　19, 47

は行

は
橋倉泰彦　86
橋本　勇　62, 78, 79, 86
ハルダンゲル高原　77, 81

ひ
日比八束　76
平賀聖悟　9, 65
平野俊彦　84
広瀬　一　34
広瀬庸俊　56

ふ
副甲状腺手術　71-76
福田康彦　23
藤本康夫　67-69
藤本吉秀　73
藤山　朗　4
プレドニゾロン　11, 20, 23, 26, 29, 39, 40

へ
米国移植学会　53
米国癌学会　49

ま行

ま
増子和郎　27-31
増子六郎　27, 28
松浦秀博　72
松岡　慎　76

み
水平豊彦　56, 71
宮川周士　17
宮崎秀樹　58, 64
宮野英範　55

む
村瀬紀子　3, 43, 52
村瀬正博　85
村松　喬　11

索引 2
アルファベット索引

め
免疫抑制剤（法） 2, 3, 6, 7, 11, 20, 22, 23, 23, 39, 40, 46, 51, 61, 77, 84

も
モノクローナル抗体 68, 69
森田明男 56
森田敏照 22
森本剛史 21, 22, 48, 61
両角國男 62, 81

や行

や
安江満悟 21, 23, 61
柳 務 60
山内晶司 49
山﨑親雄 28
山田一正 1
山田宣夫 61
山本貞博 21
山本 登 60

よ
ヨーロッパ移植学会 3, 15, 63, 67
横山逸男 52
横山健郎 19
吉田孝人 22
吉村了勇 86

ら行

り
リンパ球混合培養試験（MLC） 22

れ
レシピエントコーディネーター 9

わ行

わ
若木繁敏 67-68
渡井至彦 19, 60
渡会茂男 27

A
Åkerström, Göran 75
Alboura, George 64, 65
Arai, George 20

B
Bach, Fritz 1, 15, 36, 53
Belzer, Folkert O. 64
Beveridge, T. 78, 79, 83
Borel, J. F. 77, 83

C
Callender, G. 63
Calne, Roy (Yorke) 2-4, 6, 17, 39, 42, 51, 68, 77
Chapman, Jeremy R. 52
Ciclosporin (Cyclosporine) 6
Ciclosporin (Cyclosporine) (CYA) 1, 3, 4, 6, 7, 39, 68, 77-81, 83-88
Ciclosporin Pharmaco-Clinical Forum (CPCF) 85-88
Cleveland Clinic 19, 43, 47, 62, 71
Colorado 大学病院 19, 21, 33, 49, 71
Converse, John M. 33
Cooper, David K. C. 15, 77
Cortesini, Raffaelo 52, 53, 63
Cosimi, A Benedict 53
Cylindrocarpon lucidum 6

D
Dausset, Jean 33
Denver General Hospital 48, 49
Denver VA Medical Center 19, 43, 64
Dubernard, Jean-Michel 58

E
Eisman, Ben 65
ESOT（ヨーロッパ移植学会） 3, 15, 63, 67
ET（Eurotransplant） 8

F
FK506 1-6, 39, 85, 86, 89
FPIA 84
Fung, John 43, 52

G
Giles, Geoffrey (G.) R. 11, 19, 38, 40, 51
Goldstein, G. 68
Grace, James T. 46, 47
Groth, Carl 42, 52, 53, 86

H
Halgrinison, Charles 20
Häyry, Pekka 1, 51
HLA タイピング 22-24
HPLC 83-84
Hudson, Kimberly 20, 39
Hume, David 8

I
ISODP (International Society for Donation and Procurement) 63, 65, 66
ISOS (International Society for Organ Sharing) 63, 65
ITCS 65
IXA（国際異種移植学会） 11, 15-17, 35

J
JATCO（日本移植コーディネーター協議会）8, 65
Johansson, Henry 75
Journal of Surgical Oncology 誌 48
Joy（Starzl 夫人） 40, 41, 43, 89, 91

K

Kahan, Barry 78, 79
Kolff, W. J. 42
Koostra, G. 63, 65
Kostakis, A 77

L

Land, Walter 68
Lee, H. M. 9
Light, J. 63
Lilly, John（J.）
　11, 19, 26, 37-40, 49
Lloveras, Joseph 63

M

MacCord, Colin 45
Minnesota 大学 29, 47, 75
Moore, George E. 46-50,
Murphy, Gerald P.
　19, 45-51, 73
Murray, J. 42

N

Nadler, Sigmond H. 46
Nail-Patella 症候群 27-31
Najarian, J. 29
Niederle, Bruno 73

O

OKT3 67-69
Organ Procurement
　Cordinator's Hand Book 9
Organ Procurement
　Preservation Symposium 63
Otto, Isabella 36

P

Pacific Northwest Medical
　Foundation（The Gerald P.
　Murphy Cancer Foundation）
　49
Park North 病院 45
Penn, Israel 20
Persijn, Guido G. 8
Pierce, Gene A. 8-9, 65
Popper, Hans 27
Popovtzer, Modecai 39
Prostate 誌 48
Puzzle people, The 41

R

Radioimmunoassay（RIA） 84
Rapaport, Felix T.
　9, 33-37, 51, 52, 62-64,
　65
Roswell Park Memorial Institute
　（RPMI）
　19, 45, 46, 47, 48, 67, 71
Roswell Park Memorial 癌病院
　（Roswell Park Cancer Institute）
　46, 72
Rowinski, W. 65
RPCI（Roswell Park Cancer
　Institute） 46

S

Sachs, D. H. 16
Salvatierra, Oscar 51, 52, 53
　65
Seminars in Surgical Oncology
　誌 48
Shaöter, G. 20
Shulman, Barbara 8
Soulillou, J. P. 16
Starzl, Thomas E.
　1-7, 9, 11, 17, 19-21, 23,
　26, 33-38, 39-44, 45-47,
　49-53, 59, 62-65, 68, 71,
　73, 77-79, 86, 89-91
St. Luke's-Roosevelt Hospital
　Center 45

Sutherland, David E. R. 53
Sykes, M. 16

T

Taylor, Paul 7, 20, 46
Terasaki, Paul
　20, 21, 42, 43
Thiele, B 77
Thomas E. Starzl Transplanta-
　tion Institute 42, 43
Toledo-Pereyra, Luis 63
Tolypocladium inflatum 6, 81
Transplantation Proceedings 誌
　35
TTS（The Transplantaion
　Society） 66

U

UICC（Union for International
　Cancer Control） 48, 49
UNOS（United Network for
　Organ Sharing） 8, 65

W

Weil, Richard 49
Wells, Samuel 72, 73, 75
White, David 77
Wiskott, Erik 4, 83
Wood, Kathryn 52

X

Xeno 誌 15
Xenotransplantation 誌 35

筆者経歴

【生年月日，本籍地】昭和9年（1934年）12月12日，岐阜県羽島市竹鼻町256

【現住所】〒465-0097　名古屋市名東区平和が丘3の94
　　　　　電話052-782-7277　FAX 052-781-0057

【現職名】名古屋大学名誉教授，公益財団法人那古野医学振興会理事長

【学　歴】昭和28年3月25日　　岐阜県立羽島高等学校卒業
　　　　　昭和34年3月25日　　名古屋大学医学部医学科卒業
　　　　　昭和41年2月9日　　 米国ECFMG取得（第74391号）

【医師免許等】昭和35年8月30日　　医師免許登録第173555号

【学　位】昭和41年6月4日　　医学博士（名古屋大学）

職　歴

昭和34年4月1日	愛知県豊川市民病院研修医
昭和35年4月1日	名古屋大学医学部第二外科入局
昭和35年11月1日	兵庫県公立八鹿病院外科赴任
昭和38年5月31日	名古屋大学医学部第二外科帰局
昭和41年8月1日	米国留学 St. Luke's Hospital Center（New York City）外科 Resident 3年生
昭和42年7月1日	Roswell Park Memorial Institute（Buffalo）外科 Resident 4，5年生
昭和44年7月1日	Colorado University Medical Center（Denver）臓器移植 Clinical Fellow
昭和45年7月1日	名古屋大学医学部第二外科帰局
昭和45年8月1日	愛知県がんセンター病院外科第3部診療科医長
昭和48年6月1日	名古屋大学医学部講師（非常勤）
昭和53年7月1日	愛知県がんセンター病院総合診療部副部長
昭和60年6月16日	名古屋大学医学部外科学第二講座教授
平成10年3月31日	名古屋大学停年退官
平成10年4月1日	JR東海総合病院院長　名古屋大学名誉教授
平成18年1月1日	東海旅客鉄道株式会社顧問（非常勤）医療法人財団健和会マリンクリニック（嘱託）
平成20年3月31日	東海旅客鉄道株式会社顧問退職
平成21年5月14日	医療法人財団健和会マリンクリニック理事長
平成25年4月1日	医療法人財団医親会マリンクリニック嘱託

学会活動等

日本外科学会：
　1986年4月～1998年4月評議員，1990年5月～1993年4月理事，1993年4月～1994年3月副会長，1994年3月～1995年4月第95回会長，1995年4月～1998年4月監事，1998年4月～名誉会員，2005年5月～名誉会長
日本内分泌外科学会：
　1988年7月～1994年4月理事，1994年4月～1995年3月監事，1995年4月～1996年3月副会長，1996年4月～1997年5月第9回会長
日本移植学会：
　1973年11月～評議員，1987年8月～1999年9月理事，1991年9月～1999年9月常務理事，2001年12月～名誉会長
日本癌治療学会：
　1985年8月～1999年10月評議員，1987年10月～1993年10月・1995年9月～

1998 年 9 月常任理事，1993 年 1 月〜 1997 年 9 月あり方委員会副委員長，2000 年 10 月名誉会員

日本門脈圧亢進症学会：
1994 年〜 2000 年評議員・理事，2000 年名誉会員

日本臓器保存生物医学会：
1994 年 5 月〜評議員，1998 年 5 月〜理事，1999 年 5 月〜副会長，2000 年 5 月〜 2001 年 7 月第 8 回会長，2007 年 11 月名誉会長

日本交通医学会：
1998 年 4 月〜評議員・理事，2002 年 5 月〜 2003 年 6 月第 57 回会長，2006 年 6 月〜名誉会員

日本人間ドック学会：
2000 年 8 月評議員，2004 年 8 月第 45 回総会会長，2005 年 8 月理事，2010 年 1 月専門医，2015 年 8 月名誉顧問

日本腎臓学会，日本消化器病学会各財団評議員，日本大腸肛門病学会，日本輸血学会，日本骨代謝学会，日本診療録管理学会，医療マネジメント学会，日本脈管学会，日本外科系連合学会，日本乳癌学会各評議員

日本消化器外科学会，日本肝胆膵外科学会，日本臨床外科医学会特別会員

Associate Editor: Seminars in Surgical Oncology

Editorial Board: World Journal of Surgery, XENO (Reviews in Xenotransplantation and Related Topics), Surgical Oncology

President: The Japanese Chapter of the American College of Surgeons 1998-1999, International Society for Organ Donation and Procurement (ISODP) 2001-2003

President-elect: International Society for Organ Donation and Procurement (ISODP) 1998-2000

Chairman of Organizing Committee: The 5th International Congress for Xenotransplantation 1999, 10.24-28 (Nagoya), The 6th Congress of the International Society for Organ Donation and Procurement (ISODP) 2001, 7.24-27 (Nagoya)

Councillor: The Transplantation Society 1998-2004, International Society for Organ Donation and Procurement (ISODP) 1997-, International Xenotransplantation Association 1998-2000

Emeritus Member: The Transplantation Society, International Xenotransplantation Association, Association of Surgeons of South Africa

Members: The American College of Surgeons, The Transplantation Society (1990 〜 1994 年倫理委員), The Society of Surgical Oncology, The Surgical Research Society of Southern Africa, 萬国外科学会

第 11 回腎移植臨床検討会当番世話人（昭和 53 年 1 月犬山）

第 4 回肝移植研究会，第 9 回膵移植談話会当番世話人（昭和 61 年 9 月名古屋）

第 224，225 回東海外科学会当番会長（昭和 63 年 2 月，5 月名古屋）

第 7 回マイクロウェーブサージャリー研究会当番世話人（昭和 63 年 9 月名古屋）

第 22 回制癌剤適応研究会当番世話人（平成元年 3 月名古屋）

第 11 回癌とリンパ節研究会当番世話人（平成元年 10 月名古屋）

第 23 回日本門脈圧亢進症研究会当番世話人（平成 2 年 9 月名古屋）

第 36 回手術手技研究会当番世話人（平成 3 年 6 月名古屋）

第 26 回甲状腺外科検討会当番世話人（平成 5 年 9 月名古屋）

異種移植シンポジウム事務局長（平成 5 年 10 月〜平成 9 年 9 月），日本異種移植研究会会長（平成 9 年 9 月〜平成 12 年 9 月）

第 1 回日本異種移植研究会当番世話人（平成 10 年 6 月名古屋），名誉会長（平成 12 年 9 月〜）

中部臓器移植談話会事務局長（昭和 50 年 2 月〜平成 10 年 2 月）

制癌剤適応研究会事務局長（昭和60年8月～平成11年1月），会長（平成9年3月～平成12年3月），名誉会長（平成12年3月～）

Ciclosporin Pharmaco Clinical Forum（前シクロスポリン血中濃度測定研究会）代表(昭和61年7月～平成27年7月),臓器移植コーディネーター談話会事務局長(昭和62年1月～平成元年)，国際移植コーディネーター会議名誉会長（平成6年8月京都）

東海乳腺疾患懇話会事務局長（昭和62年11月～平成10年10月）

公益財団法人那古野（旧今永）医学振興会（昭和60年4月～理事，平成13年3月～理事長）

昭和62年厚生科学研究費「海外における臓器移植の現状に関する調査研究」班班長

平成4,5年度文部省科学研究費総合研究A「肝移植の臨床応用に関する総合的研究」班研究代表者

平成7,8年度文部省科学研究費総合研究A「遺伝子制御による異種臓器移植臨床への総合的研究」班研究代表者

移植関係学会合同委員会委員（平成4年5月～平成10年9月），厚生省医療関係者審議会委員（平成8年4月～平成10年3月）

賞　罰

昭和53年1月19日　愛知県医師会 表彰（腎臓移植の功績）
平成2年10月6日　厚生大臣 表彰（腎臓移植の功績）

臓器移植と仲間たち

発　行　日：2017年8月3日
著者・発行者：高木　弘
　　　　　〒465-0097 愛知県名古屋市名東区平和が丘3の94
　　　　　電話 052-782-7277　Fax 052-781-0057
編集・制作：国際医学出版株式会社
　　　　　〒107-0052　東京都港区赤坂2-17-60-6F
　　　　　電話 03-5573-9205　Fax 03-5573-0810
　　　　　http://www.imp-kokusaiigaku.com

アートディレクション：松崎笙子
印刷：株式会社 大成美術印刷所

©2017．国際医学出版株式会社　　本書の無断複写は法律で禁じられています
ISBN978-4-86102-273-9　C3047　¥2500E
定価：2,500円+税